民国医家临证论丛

民国医家论眼科(第一辑)

上海市中医文献馆

总主编　贾　杨　毕丽娟

主　编　王　琼

主　审　张　仁

上海科学技术出版社

内 容 提 要

本书以《中国近代中医药期刊汇编》丛书为搜集整理对象，将丛书中与眼科相关的内容进行了系统梳理，共检出题名中含目、眼、盲、睛、失明、障、瞳、五轮、审视瑶函、银海、翳、睫、迎风流泪等眼科相关关键词的文章800余篇，本着具有创新性、体现时代特征、在当时具有学术引领意义、对现代临床有所启示等原则，经过多方考量和多次筛选，最后选定具有代表性的文章193篇，根据每篇的内容，分别收录在眼科基础、眼病医案、眼科医论医话、眼病治法、眼科方药、眼科专著专论、眼病科普、眼科问答、眼科发展新闻等篇章中。

本书作为第一辑包括了眼科基础、眼病医案、眼科医论医话、眼病治法、眼科方药五章，这五章所收录的眼科相关文章，侧重不同，体裁各异，内容涵盖了眼科基础理论、眼病相关医案、医话、医论，以及当时医家对眼病治法的眼科方药的认识和临床应用，都体现着时代的烙印，彰显着民国特色，是当时医家努力钻研的印证和临证经验的结晶，因此通过这些文章，可以管窥中国近代眼科学的发展特色，总结梳理眼科学在近代这一特殊历史时期的发展特征和脉络，为推动中医眼科学在现代的发展提供新的思路。

本书可供中医或中西医结合医师、中医眼科医师、中医院校师生以及中医爱好者阅读参考。

图书在版编目（CIP）数据

民国医家论眼科. 第一辑 / 王琼主编. -- 上海 : 上海科学技术出版社, 2024. 9. -- (民国医家临证论丛 / 贾杨, 毕丽娟总主编). -- ISBN 978-7-5478-6754-9

Ⅰ. R77-53

中国国家版本馆CIP数据核字第2024670SD7号

民国医家论眼科(第一辑)

主编 王 琼

上海世纪出版(集团)有限公司
上 海 科 学 技 术 出 版 社 出版、发行

(上海市闵行区号景路159弄A座9F-10F)

邮政编码 201101 www.sstp.cn

常熟市华顺印刷有限公司印刷

开本 787×1092 1/16 印张 13.5

字数 190 千字

2024年9月第1版 2024年9月第1次印刷

ISBN 978-7-5478-6754-9/R·3063

定价：88.00元

编 委 会 名 单

总主编　贾　杨　毕丽娟

主　编　王　琼

编　委（按姓氏笔画排序）

王　琼　毕丽娟　杨枝青　张　利

陈　晖　胡颖翀　徐立思　蔡　珏

主　审　张　仁

丛书前言

近代中国，社会巨变，从传统走向现代的大转变过程中，新思潮不断涌现。中医受到前所未有的质疑和排斥，逐渐被推向"废止"的边缘，举步维艰。客观形势要求中医必须探索出一系列革新举措来救亡图存，创办期刊就是其中的重要方式之一。中医界以余伯陶、恽铁樵、张赞臣等名医为代表，先后创办中医期刊近300种，为振兴中医学术发挥了喉舌作用。这些期刊多由名医创刊并撰稿，刊名即反映创刊主旨，具有鲜明的旗帜性，在中医界具有广泛影响力；期刊同时也是学术平台，注重发展会员、发布信息，团结中医界共同致力于学术交流。

近代中医药期刊不仅承载了近代中医学科的学术思想、临床经验和医史文献资料，全面反映了中医行业的生存状态以及为谋求发展所做的种种探索和尝试，客观揭示了这一历史时期西方医学对中医学术界的冲击和影响，也从侧面折射出近代中国独特的社会、历史、文化变迁。近代中医期刊内容丰富、形式多样，涵盖医事新闻、行业态度、政府法规、医案验方、批评论说、医家介绍、医籍连载，乃至逸闻、小说、诗词，更有难得的照片资料，具有重要的研究价值。所涉研究领域广阔，包括中医学、文献学、历史学、社会学、教育学等诸多学科，是研究近代中医不可或缺的第一手资料。以近代中医期刊为主体，整理和挖掘其中有学术价值和现实意义的内容，无论在研究对象、选题还是内容上，都具有系统性和创新性。鉴于近代医药期刊作为学术界新兴的研究领域，尚处于起步阶段，亟待形成清晰的研究脉络和突出的研究重点，学术界当给予更多的关注和投入，以期产生更多有影响力的研究成果。

然而由于年代久远、社会动荡，时至今日，近代中医药期刊多已零散难觅，流传保存情况堪忧，大型图书馆鲜有收藏，即使幸存几种，也多成孤帙残卷，加之纸张酥脆老化，查阅极为不便。由上海中医药大学终身教授段逸山先生主编的《中国近代中医药期刊汇编》(后简称《汇编》)，选编清末至1949年出版的重要中医药期刊47种影印出版，是对近代中医药期刊的抢救性保护，也是近年来中医药文献整理的大型文化工程。《汇编》将质量和价值较高的近代中医期刊，予以扫描整理并撰写提要，客观展示了近代中医界的真实面貌，是研究近代中医学术的重要文献，为中医文献和中医临床工作者全面了解、研究近代中医药期刊文献提供了重要资料和路径。

上海市中医文献馆多年来始终致力于海派中医研究和中医药医史文献研究，通过对《汇编》分类整理，从中挑选出具有较高学术价值的内容，加以注释评述，编撰成“民国医家临证论丛”系列丛书。2021年出版伤寒、针灸、月经病三种，2024年整理出版金匮、产后病、妊娠病、妇科医案、疮疾、本草、温病时疫、眼科，重点围绕理论创新、学术争鸣、经典阐述、临证经验、方药探究等主题展开研究，试图比较全面地反映近代中医药学术内涵和特色。

段教授认为，对民国期刊的整理研究工作要进一步深入下去，对这些珍贵的文献资料要深入研究，要让它们变成有生命的东西，可以为中医工作者所用，为现代中医药研究发展提供帮助。吾辈当延续近代中医先贤们锐意进取、勇于创新、博学求实、团结合作的精神与风貌，在传承精华和守正创新中行稳致远。希望本套丛书的出版，能为增进人民健康福祉，为建设健康中国做出一份贡献。

编　者

2024年6月

前 言

近代[①]中国是一个特殊的历史时期，从1840年鸦片战争开始，中国沦为半殖民地半封建社会，清朝灭亡之后，中国又进入军阀割据混战的时期，因此近代是中国历史上大动荡的时期，同时也是大转变的时期。近代中国以降，西学东渐，西方医学随之广泛传入，作为中国思想与学术之一部分的中医学，受近代所谓"科学化"浪潮影响，逐渐沦落至无法自证其明的尴尬位置，在理论与临床两方面均受挫折。在中华民族、国家的近代化过程中，尤其是北洋政府和南京国民政府时期，出现了一系列轻视中医，甚至是废止中医的严重事件。如1912年北洋政府教育部漏列中医药案、1929年南京国民政府时期，余云岫提出"废止中医"案以及1935年汪精卫阻挠《国医条例》颁布等，这些事件客观上削弱了中医学的发展力量，也形成了近代中国医学史上中西医对立的局面，使中医学的发展受到重创。当然，这期间也有一些追求进步的医家，以西医学术见解来沟通和发展中医学术，产生了中西汇通的思想与流派，涌现出不少著名医家和医著，推动中医学继续向前发展。

中医眼科学具有悠久的历史，历经南北朝以前的萌芽时期，隋唐的

① 一般而言，有关近代中国的中医学史，受到革命史观下之近代史通论著作影响，一般被分为两个阶段。即第一阶段是从1840年的鸦片战争到1911年的辛亥革命前夕，共71年，为晚清时期。这一阶段又可以分为三个时期，即1840年到1860年的鸦片战争时期、1861年到1895年的洋务运动时期以及1896年到1911年的维新运动和清末新政时期。第二阶段是从辛亥革命成功到新中国成立前，共37年，为中华民国时期，这个时期又可分为1912年到1926年的北洋政府时期和1927年到1949年的南京国民政府时期。

奠基时期，宋元的独立发展时期，一直到清代鸦片战争之前达到了鼎盛时期，不管是眼科文献的数量和质量，还是眼科的理论与临床发展的深度和广度，都达到了鼎盛阶段。但自从1840年鸦片战争以后，直到1949年新中国成立以前，半殖民地半封建社会中的中医眼科学发展停滞甚至衰落。帝国主义的侵略以及反动政府的扼杀与摧残，使中医学处于岌岌可危的境地，中医眼科学亦受到相应的影响。在此期间，在眼科医家的不懈努力下，编写了数量极为有限的眼科专著，其中较为有创见的有黄岩的《秘传眼科纂要》、陈国笃的《眼科六要》、刘耀光的《眼科金镜》、康维恂的《眼科菁华录》、王锡鑫的《眼科切要》等。此外，在西医眼科传入的影响下，也出现了具有中西医眼科结合倾向的专著，如徐庶遥的《中国眼科学》、陈滋的《中西医眼科汇通》，其学术思想具有进步意义，由于西医眼科学传入，也使中医眼科传统眼病名称发生了发展变化，出现了传统病名和西医病名并存的情况，推动着中医眼科学与世界接轨，获得新的发展。

除了编印的眼科著作之外，近代还有一类眼科文献也是很重要的组成部分，那就是中医药期刊中刊载的眼科文献。

自从1908年《绍兴医药学报》创办开始，近代相继创办的中医药期刊有463种之多，中医刊物林立成为近代中医发展史上的一个显著特点，中医期刊的繁盛发展，不仅为眼科学的学术研究和信息交流搭建了一个重要平台，也为眼科相关著作和文章的刊发提供了一个新的载体，刊登在这些期刊中的著作和文章，是近代眼科文献的重要组成部分，是我们研究近代中医眼科学的宝贵资料。

笔者经过对《中国近代中医药期刊汇编》中所有文章的题名进行逐一检索，共检出题名中含目、眼、盲、睛、失明、障、瞳、五轮、审视瑶函、银海、翳、睫、迎风流泪等眼科相关关键词的文章193篇(已剔除题名重复的文章以及含有以上关键词但跟眼科无关的文章)，主要包括眼科基础、眼病医案、眼科医论医话、眼病治法、眼科方药、眼科专著专论、眼病科普、眼科问答、眼科通讯及进展等，分为第一辑、第二辑出版。这些文章的具体篇名、作者以及所在刊物名称详见附录[1]。期刊文章中有不少英文术语，有些拼写与现代有较大差异，笔者秉持尊重文献的原则，予以保留，不作修正。此外，民国期刊中文章撰写规范性不足，存在不少错字、别字，予以径改，不出注。

这些期刊中刊登的眼科相关文章，侧重不同，体裁各异，但无不体现着时代的烙印，彰显着民国特色，是当时医家努力钻研的印证和临证经验的结晶。因此通过这些文章，可以管窥中国近代眼科学的发展特色，总结梳理眼科学在近代这一特殊历史时期的发展特征和脉络，为推动中医眼科学在现代的发展提供新的思路。

编　者

2024 年 7 月

① 因时间有限，未能逐一翻阅整部丛书，再加上检索方式的制约，可能会漏掉一些题名中不包括上述关键词，但也是和眼科相关的文章。但已经检索出来的文章，应该是眼科相关文章的主体，以后待时间更充裕或者近代中医药期刊中的文章电子化时，再用更科学的方法，检索出《中国近代中医药期刊汇编》中所有与眼科相关的文章，以供参阅和研究。

目 录

第一章　眼科基础

【导读】

本章共收录了眼科基础类文章19篇，其中将《中国的眼科学史》放在了第一篇，让读者对中国眼科学发展的脉络有个大概的了解。本篇先讲了中国的眼科学发展历程，包括历代的眼科著作；然后按照解剖、病原、症状、病名、分类、诊断、治法为纲，借用图表等形式，梳理了中国眼科学在以上这些方面的主要学说与成果。《中国的眼科学史》内容虽然不算太全面，但还是比较清晰，可供参考。其他18篇文章按照发表时间顺序依次排列，大概可以分为两类：

第一类，是从中国传统哲学或中医学理论角度来阐述或解释眼睛和相关疾病。比如《说目》从中国传统哲学和中医基础理论的角度来解释目之根本；《酒湿害目证治说》阐述了酒湿之邪伤害眼睛的原理，并结合具体病例讲述了酒湿之邪所致目疾的治法和方药；《眼色谈》从眼睛的颜色来判断身体强壮与否；《因胎产害目论》阐述了因胎产所致目病的原因和治法；《目疾条辨》从中医理论角度解释了疮毒上攻于目白睛有结胞、瘰疬毒攻于目白睛有瘀血、眼无云翳视物昏暗风轮枯黄肝血少、眼黑夜睛明、退红丝云翳有先后次第、治年久眼疾先补气血、眼珠下陷风轮有痕不作虚等观点；《说目光视物倒视置之原因》用中医理论解释了视物倒置的原因和治法；《目疾多由肝肺二经所发论》用中医理论解释了目疾多有肝肺二经所发；《目光与受病之根源论》用中医理论解释了目之能视的原因；《目病概说》用中医理论解释了目病病理；《论眼球与五脏之关系》从中医理论角度阐述眼球与五脏关系。

第二类，是结合西医学知识来说明眼睛的构造和眼病原理，以及用西医学知识来对某些中医理论进行反思和批判。这类文章中很多都体现了深受西学东渐、中医科学化思潮影响的中国医家，利用所学的现代科学知识来解释中医、反思中医，虽然有些语言稍显苛刻，但大多体现了对当时的医家希望中医得到进一步发展的殷切希望。比如《目感光之迟速》以不同的动物举例来说明，眼睛的构造不同，对光的感受速度也不相同，虽然文中的数据正确与否有待考证，但这种善于观察和对比的思路和态度还是值得肯定的；《目与脑之关系》结合解剖和临床表现阐述目与脑的关系，认为要结合解剖知识而不能拘泥于中医理论肝开窍于目，这是近代西学东渐大背景下，将西医解剖学引入到中医理论中的一个尝试，与之成鲜明对比的就是第一类中的《论目》，单纯从中医理论角度来论述肝开窍于目。在清末民国西学东渐以及中医科学化的背景下，有些医家认为要谨守中医古意，不能也不必学习借用西医理论；有些医家，尤其是有海外学习经历的医家，认为要用西医学理论来改造中医，推进中医科学化，试图用西医理论或实验来解释中医理论，能解释得通的，就是可以接受的，反之则是糟粕，应当摒弃之；当然也有一些医家认为应该各取所长，发挥各自的优势，使中西医学共同造福百姓。《服阿司必灵成目盲》以服用阿司匹林造成目盲为例来说明使用西药有利有弊，因此临床要慎用西药；《再论目为肝窍》先用批判的态度说明了由于古人对解剖只是不甚明了而导致的一些理论是不对的，是出于想象的，但后面也提到不能苛求古人，这种态度还是值得肯定的；《根据生理学注译中医学"肝开窍于目"说之意义》用西医学知识来解释肝开窍于目理论，可以说是中医科学化风潮的代表产物；《释目为肝窍》结合肝脏含补养眼睛的维生素的角度来分析肝开窍于目的理论；《近视眼与远视眼》从西医角度阐述了近视和远视的成因和矫正理由。

第一类文章有很多，本章只选取了少数几篇，目的是为了展示近代中医药期刊中有这类文章，是以传统中医学理论或者是中国传统哲学理论来阐述眼睛的生理、病理等问题。第二类文章选取得稍微多一些，主要是为了让读者了解在当时西学东渐和中医科学化大背景下，医家们了解了一些西方现代科学技术和西医学之后，如何看待眼睛的生理病理和疾病治疗。

中国的眼科学史

——按：本文于五月三十一日讲于北平眼科学会

李　涛[①]

中国的眼科学，发达甚晚，汉以前未闻以眼科专门名世者。《扁鹊列传》仅有耳目痹医之说而已。《巢氏病原》，作于隋代，其中始有目病一门，唐制教授诸生有耳目齿一门，是眼科终唐之世未获独立，宋立医学九科，眼科实居其一。其后元明设医学十三科，清设十一科，皆有眼科，故眼科学之独立，自宋代起始。

中国眼科学发达既甚晚，故《素问》上所记的眼症状，只有目盲、目黄、目赤、目瞑（羞明）、戴眼（目上视）、目动等。关于眼的生理，《金匮真言论》曾说："东方青色入通于肝，开窍于目，藏精于肝。"《灵枢·大惑论》很重视眼，所以说"五脏六腑之精气皆上注于目，而为之精，精之窠为眼，骨之精为瞳子，筋之精为黑眼，血之精为络，其窠气之精为白眼，肌肉之精为约束。"此种说法即后来五轮八廓之起源，总之《内经》论眼病之处极少。

张机《金匮要略》除《内经》所记目赤、目瞑、目晕黄外，更有目黯（因营养不良所致之目无光）、目眩、目泣、目不识人、直视目如脱、目瞳等。

隋《巢氏病源》有目赤痛、目中风肿、青盲、雀目、目肤翳、息肉、目风泪出等。

唐孙思邈《千金方》内有目病一卷，其中已记载青盲、雀目（夜盲）、目痛、目暗、目瞥翳等甚详。

王筹[②]《外台秘要》第二十一卷为《天竺经论眼》，谓陇上道人撰，道人俗姓谢，住齐州，于西国胡僧处授，其叙眼生起云："夫眼者六神之主也，身者四

① 李涛（1901—1959）：河北人，医史学家。民国时期成立医史学会，编辑医史杂志，编写《医学史纲》，培养医史人才，发表《我国疟疾考》等多篇文章。新中国成立后，编写《北京五大图书馆现存中医书目》等著作。

② 筹：当作"焘"。

大所成也，地水火风，阴阳气候，以成人身，八尺之体，骨肉肌肤块然而处，是地大也。血泪、膏涕、津润之处是水大也，生气温暖是火大也，举动行来，屈伸俛仰，喘息视瞑是风大也……其眼根寻无物，直是水耳，轻膜裹水，圆满精微，皎洁明净，状如宝珠，称曰眼珠，实无别珠也。”此书搜集唐以前所有著作，故记载眼病极为详尽，除前述各眼病外，更有脑流青盲手术法(白内障)、缘翳青盲、绿内盲、倒睫毛等，共总论九首，眼病十九类。

《银海精微》，此书题孙思邈撰，据《四库全书总目提要》考据，是宋以后假托之作，大概可信，如就其五轮八廓学说论，大概为元明时代作品。

唐宋《艺文志》皆不著录，思邈本传亦不言有是书，其曰“银海”者，盖取“目为银海”之义，考苏轼《雪诗》有“冻合玉楼寒起粟，光摇银海眩生花”句，《瀛奎律髓》引王安石之说，谓“道书以肩为玉楼，目为银海”，银海为目，仅见于此。然迄今无人能举安石所引出何道书者，则安石以前绝无此说，其为宋以后明矣。

据毕华德医师研究其中记载眼病约八十一种，大约每病皆绘一图，然以画工拙劣，无补于后人之研究，大约所记载较详之病有虹膜脱(prolapse of iris)、虹膜睫状体炎(iridocyclitis)、间质性角膜炎(interstitial heratitis)及绿内障(glaucoma)。

宋杨士瀛《直指方》有眼属五脏之说，约本于《灵枢・大惑论》，兹记如下：

首尾赤皆属心，满眼白睛属肺，其乌睛圆大属肝，其上下肉胞属脾，中间黑瞳属肾，其后严用和《济生方》遂有五轮之说。

金刘完素《六书》眼论则以两眼比明，是以眼通五脏，气贯五轮，外应肝候，但对于眼病所知仍甚少。

元李杲《十书》记载之眼症状有瞳子散大、青白翳、倒睫、能近视不能远视、能远视不能近视等。

危亦林《得效方》，记述眼病颇详，有五轮八廓，内障二十三证，外障四十五证。

其后楼英《医学纲目》谓八廓之说无义无据，删之不入，颇有见地，李梴

《医学入门》等对于眼病虽亦有论列。

倪仲贤著《元机启微》，阐明眼科病理虽近穿凿，亦有足多者。

明徐春甫《古今医统》有八廓辨，谓"八廓之说乃后世龙木禅师论五行八卦配合之义，于义不切，传误既久，俗习一辞"。更有七十二证歌，以便习学。

王肯堂《证治准绳》，记述症状极详。虽非眼科专书，但其搜罗之广，记载证候之详细，实过于他书，共记一百七十余证，称之为"中医眼科大全"，毫无愧色。

《眼科龙木论》，为葆光道人著，刻于万历三年(1575)，共十卷四册。

《眼科大全》，又名《审视瑶函》，为傅仁宇著(1644)，共六册，第二册总论，第三册以下记载106种病及治法，详述各种学说，此书皆本《原机启微》及《证治准绳》，无大发明。

《眼科百问》，为王叔宝撰于顺治年(1644—1662)出版，共问答一百十一条。

清《眼科心法要诀》两卷，为官修之书。于乾隆七年(1742)修成，总修官为吴谦及刘裕铎，先论五轮八廓，次论内障二十四证，外障四十八证，更有补遗，记述远视、近视、瞳神缩小、散大等。每证皆编为歌词以便记诵。

《目科正宗》，邓贤夫撰嘉庆十六年(1811)，共十六卷。

《眼科大成》，又名《银海指南》，嘉庆庚午(1810)出版，共二卷。第一卷总论五轮八廓，第二卷论眼病与各种全身病之关系，第三、四记载多数药方。总之，此书所记十分之八皆与眼科无关。

《眼科六要》于道光元年(1821)印行。陈原西撰，记述眼病四十八种及多种方药。

按多元胤编之《医籍考》，中日文眼科书籍多至五十种，尚未包括《眼科大成》《眼科百问》诸书，可见著作之多。惟千篇一律，彼此抄袭。今日视之，仅有医学史之价值而已。

一、解剖

中国医学对于眼之解剖极为粗略，仅知有白眼(白睛)、黑眼(黑睛)、瞳人(瞳神)、上下胞、大眦、小眦、睥(睑)、神膏、神水、神光等。后来更按部位分为五轮八廓,五轮(表1-1)本于五行,便是将眼球区分为五圆圈,八廓(表1-2)本于八卦,便是将眼球划外为八部分,从解剖观点轮[①],五轮、八廓本极普通,而中医学偏用以附会身体各脏器,所以误入歧途。

表1-1 五 轮

五 轮	部 位	主 病
肉轮	上下眼睑	脾
血轮	内外两眦	心
气轮	白眼	肺
风轮	黑眼	肝
水轮	瞳孔	肾

表1-2 八 廓

八 廓	部 位	主 病
水廓	瞳孔	膀胱
风廓	黑眼	胆
天廓	白眼	大肠
火廓	内眦上部	小肠
雷廓	内眦下部	命门
山廓	外眦上部	包络
廓泽	外眦下部	三焦
地廓	两眼胞	胃

二、病原

《素问》说肝的精气开窍于目,所以说目病是肝病的一种症状,《灵枢》上说五藏六腑之精气皆上注于目,所以说五藏六腑之病目为之候,总之汉以前目病仅是他病的症状,自然无有病原可说,至唐孙思邈《千金方》始指出目病

① 轮:疑作"论"。

的病原有十六种，大约不出饮食及器械的刺激。

“生食五辛，按热饮食，热餐而食，饮酒不已，房室无节，极目远视，数看日月，夜视星火，夜读细书，日下看书，抄写多年，雕镂细作，博弈不休，久处烟火，泣泪过多，刺头出血多。”

宋陈言撰《三因方》，于是中国病理学说统一，因之《证治准绳》及《眼科心法》诸书对于眼病都说有三因。其说如下：

1. 内因　内障之病皆因七情过伤，七情者即喜、怒、忧、思、悲、恐、惊，伤则精气不上注于目，故初病内障，久成五风（乌、绿、黑、黄、青风），其证不红不肿，瞳人色变而失明。

2. 外用　外障之病皆因六淫所惑，六淫者即风、寒、暑、湿、燥、火，如有人内热外蒸，腠理不密，外邪乘虚而入，上头入脑中而为患于目，其证赤痛、肿、涩、目多泪，翳膜遮睛。

3. 不内外因　因饮食不节，伤饱失饥，起居不慎，劳役过度，或遭击振，或被刺损，或成内障或外障不等。

三、症状

中国眼科学，将所有眼病按症状加以分类，故记述证候特详，《千金方》所记尚少，《外台》已达十九种，《银海精微》竟分为八十一种，徐春甫则分为七十二证，王肯堂《证治准绳》记述最详，约可分为十九大类，每类分述一二十症共计达一百七十一条，其描写之精细，实出吾人意料之外。中医学记述眼症，虽因书不同，然皆不出本书所记之范围，兹将其症状列表如下：

目痛 13、发热 4、目赤 5、目青 1、肿胀 9、目痒 1、昏花 5、运动障碍 7、流泪 6、漏睛 8、瞳孔变化 3、睑缘及结膜症 11、视觉变化 8、盲 3、外障 39、内障 26、疮疣 9、外伤 6、目病与全身病 6，共 170。

四、眼病

中医学将眼病总分为内障及外障。

所谓内障者概指白内障及绿内障而言，外障概指角膜溃疡及其他眼病而言，兹就《证治准绳》所记诸病分别表列如下，其中所注释诸病，皆由张式溥医师一一厘定，想无大误。

(一) 眼病新旧医学名[①]

1. 眼睑之病(表1-3)

表1-3 眼睑之病

旧医学名	新医学名
迎风赤烂，风弦赤烂，风沿烂眼，眦赤烂，痒若虫行	睑缘炎
玉粒分经，脾虚如毬，偷针眼土疳，睑硬，睛痛，实热生疮	睑腺炎
脾生痰核	睑板线囊肿
倒睫拳毛	倒睫
睛睫拳毛	睑内翻
脾翻黏睑	睑外翻
脾急缩小	睑裂缩小病
睛黄视眇	黄瘤
外漏	眼睑漏管
小眦漏	外眦漏管
窍漏，阴漏	结核性漏管

2. 泪器之病(表1-4)

表1-4 泪器之病

旧医学名	新医学名
迎风流泪，迎东，迎西，迎风冷泪，迎风热泪，无时冷泪，无时热泪	流泪
大眦漏	内眦漏

① 此类标题原文缺，编者按文义补，后同。

3. 结膜之病(表 1-5)

表 1-5 结膜之病

旧医学名	新医学名
天行赤热	急性传染性结膜炎
暴风客热	非传染性急性结膜炎
干涩昏花,血瘀脾泛	沙眼
轮上一颗如赤豆,金疳	小泡
聚星障连珠外翳,斑脂翳,枣花障	泡性角膜炎
脾肉粘轮	睑球粘连
马蝗积,胬肉,剑脊翳,鸡冠,蚬肉	翼状胬肉
鱼子,石榴	假翼状胬肉
胬肉色似胭脂	结膜下出血
黄油障	球结膜斑
赤脉贯睛,赤丝乱脉,赤膜下盘,逆顺障,偃月侵睛	血管翳
椒疮	乳头肥大
粟疮	颗粒性结膜炎

4. 角膜之病(表 1-6)

表 1-6 角膜之病

旧医学名	新医学名
凝脂翳,垂帘障,涌波翳,白翳黄心,真睛膏损聚开障	角膜溃疡
青黄牒出	角膜穿破,角膜漏管
花翳臼陷	角膜间质炎
惊振外障	角膜不透明
冰瑕翳	角膜云翳
银星独见,阴阳翳,连珠外翳,圆翳外障,遮睛障,水晶障,鱼鳞障,五花障,混障,木疳状如悬胆	角膜斑翳,粘连性白斑
玛瑙内伤	血管形成性白斑
黑花翳,黑水凝翳	角膜后层之沉淀
物损真睛	角膜损伤

续表

旧医学名	新医学名
旋螺泛起	角膜膨胀
旋螺尖起	圆锥形角膜
神水将枯	角膜软化症

5. 巩膜之病(表1-7)

表1-7 巩膜之病

旧医学名	新医学名
目珠俱青	巩膜炎
火疳,水疳	巩膜肿疡
偏漏	巩膜漏管

6. 虹膜之病(表1-8)

表1-8 虹膜之病

旧医学名	新医学名
珠突出眶蟹睛	虹膜突出
黑翳如珠	虹膜周围突出
瞳神散大	瞳孔散大
瞳神紧小	瞳孔缩小
瞳神攲侧	瞳孔参差不齐

7. 睫状体之病(表1-9)

表1-9 睫状体之病

旧医学名	新医学名
游风	虹膜睫状体炎

8. 脉络膜之病(表 1-10)

表 1-10 脉络膜之病

旧医学名	新医学名
视正反邪,视定反动,视物颠倒	中央性脉络膜炎
萤星满目,神光自见,云露移睛	玻璃体不透明
黄膜上冲	前房蓄脓
鹘眼凝睛,神球自胀	眼球突出
阳邪风(枕部痛),因风成毒	眼内肿瘤
血灌瞳神	眼球内出血

9. 网膜病(表 1-11)

表 1-11 网膜病

旧医学名	新医学名
妊娠目病产后目病	蛋白尿性视网膜炎
暴盲	中央重力脉栓塞
视正反斜视定反动视物颠倒	视网膜脱离

(二) 眼病分类

1. 青光眼

(1) 按颜色分类:青风内障,绿风内障,绿映瞳神,黄映瞳神,黑映瞳神。

(2) 继发性内障:五风变成内障,左右偏头风,卒脑风,巅顶风,邪风,阴邪风。

2. 白内障

(1) 按形状分类:偃月内障,仰月内障,丝风内障,圆翳,冰翳,散翳,银风内障。

(2) 按色泽分类:如银内障,滑翳(如水银,微黄),涩翳(微赤如凝脂)。

(3) 按浅深分类:浮翳(上如冰光白色),沉翳(向日细看方见其白)。

(4) 按原因分类：惊振内障，触伤真气，圆翳内障，须金针拨之内障。

3. 其他

(1) 无显然改变之视力病：视赤如白，色盲，青盲，黑矇，雀盲，夜盲，如金内障，猫眼视有色，色视病。

(2) 调节肌反常：能远视不能近视，调节肌麻痹，目闭不开，调节肌痉痹。

(3) 屈光不正：能近视不能远视，近视。

(4) 眼之运动障碍：神球将反，麻痹性斜视，双目睛通，机能性斜视，瞳视反背，内斜视，直视，眼肌全麻痹，上视，压抑性麻痹，辘轳转开，眼球震颤，视一为二，复视，脾轮振，睑颤搐。

(5) 异物：飞丝入目，物偶入睛。

(6) 眼病与他病：妊娠，产后，因风痘疹余毒，因毒火胀大头，赤痛如邪，气眼，大小雷头风。

(三) 目与诊断

中医学诊断疾病，首曰望色，而望色之中，目部证实居其一。《灵枢经》曾有“五脏六腑目为之候”的说法。《华佗中藏经》遂有“察目色以辨死候”，王叔和《秘诀》更有“察目色以辨病之生死歌”。然皆兼面部证而言。后来王肯堂《证治准绳》中有察目一段，便是专说由目部诊断吉凶了！

“凡目睛明能见者可治，睛昏不识人或反目上视，或瞪目直视，或目睛正圆，或戴眼反折，或眼胞陷下者，皆不能治也。凡开目而欲见人者阳证也，闭目而不欲见人者阴证也。凡目中不了了，睛不和，热甚于内也。凡疼痛者属阳明之热，目赤者亦热甚也。目瞑者必将衄血也。白睛黄者将发身黄也。凡病欲愈，目眦黄，鼻准明，山根亮也。”

察目不但能断病，有时尚藉眼之畸形及目病以相人。例如孟子曰“观其眸子，人焉瘦哉”！现在相士多利用目态以相人。可见中国社会上对于眼的重视了！

(四) 治法

俗语有云“眼不医不瞎”。由此可见中医眼科治疗毫无成绩可言。晋范宁尝苦目病，就张湛求方。湛戏之曰："省读书一，减思虑二，专视内三，简外观四，早起晚五，夜早眠六。凡六物熬以神火，下以气节，蕴于胸中七日，然后纳诸方寸，修之一时，近能数其目睫，远能视棰之余，长服不已，非但明目，且亦延年。"由此可知中国眼科治疗在晋时尚未发达，仅有修养之法而已。其后孙思邈著《千金方》对于眼病治疗亦多采荒诞不经之谈，如谓人年四十，当须目瞑目勿顾，甚至须闭目二年以治肝痨，此外复载治雀目咒……及针灸法等。逮王焘著《外台秘要》，所收录之方已达一百五十首，可见中国眼科治疗至唐代大进步。宋元以后，方剂日多，但所用药品，仍不出唐代之范围，不过略有改易而已，兹分述如次：

1. 内服药　此类药极多，除一般内科用药如人参、茺蔚子、防风、车前子、细辛、五味子等极为常用外，眼科特用药中植物类有决明子、秦皮、密蒙花、谷精草、青箱[①]子等；矿物类有石决明、炉甘石、真珠、寒水石等；脏器类有肝、胆，等。

2. 点药　就 A. pillai 氏分析北平通用眼药十种，得知其中主要药品为炉甘石、冰片、黄连等，其次为各种鸟粪如白丁香（家雀）、夜明砂（蝙蝠）、左盘龙（鸽）、五灵脂（飞狐）等，且证明其对于眼病，有害无益。

中医学更好利用动物胆汁（猪、牛、羊、鱼、熊）以点眼，如五胆膏、熊胆膏、琼液膏、灵飞散等。按：胆汁能杀灭寻常细菌，惟伤寒菌能滋生其中。以之应用于眼科是否有杀菌效力似值得吾人注意。

此外现代所用之铜绿、硼酸（硼砂）、明矾等，亦早知利用。

3. 敷药　此类药主要为黄连、薄荷、大黄、乳香、没药等，大概目的在消炎及镇痛。

4. 洗药　乃将多种药品制为丸等，用时将其溶于水内。所用药品与点敷之药相似。

5. 吹药　此乃将药末吹于鼻内，刺激鼻黏膜使其流泪流涕之意。所用药主要者为踯躅花、香白芷、薄荷等。

---

① 箱：当作"葙"。

6. 手术

(1) 钩：便是钩起胬肉等。

(2) 割：便是用刀割，亦适应证为翼状胬肉。

(3) 针：用针拨瞳神，其适应证为内障。《张氏医通》记述金针拨障之法甚详。

(4) 烙：只用于残风溃眩、疮烂久不愈者。割除翼状胬肉后，亦行烙法。

(5) 夹法：用竹筒夹睑也，其适应证为倒睫拳毛症。

7. 针灸　乃是用针或烧艾团以治病。中国古时极盛行。兹按眼病名及针灸部位列表如下(表1－12)：

表1－12　眼病名及针灸部位

病　　名	刺　灸　部　位
外障	太阳，瞎明[①](额)，合谷，小骨空(腕部)
翳膜	睛明，合谷，太阳，光明(小腿)
迎风冷泪	攒竹(额正中)，合谷，大骨空(拳)，小骨空
暴赤肿痛	合谷，三里(膝下部)，太阳，睛明
内障	临泣(额两侧)，睛明，合谷，光明，风池
羞明怕日	攒竹，合谷，小骨空，二间

(《医学杂志》1935年8月)

说　　目

胡瀛峤[②]

窃思人生在世，视听言动，饮食起居，非太过即不及，一遇时气流行之

① 瞎明：疑作"睛明"。

② 胡瀛峤(1844—1941)：余姚浒山(今浙江慈溪)人，眼科名家，中国红十字会会员，神州医学会绍兴分会第一任会长。编著《应验良方》。

际，倘调养失宜，则生命大有关系。鄙人于内科一道，茫无所知，惟眼科略识一二，请言其略。日为五官之长，体质妙用，觉物最灵，能察阴晴、别形色、分大小、测远近，左右相应，启闭随心。凡人之目皆如是，故其功用异于四官，常有发光之妙。其光之射线恒直，惟透入玻璃清水之中，则又变为曲射矣。盖由物象映于目，而目系直达于脑，必藉光之直射力也。然必倒转其象，才能达脑。夫人心之灵，莫灵于脑，人心之灵者，天性也。天性寤于心、寐于目，故一身之机括，皆在两目中也。孟子曰：胸中正则眸子了焉，胸中不正则眸子眊焉。凡人之善恶邪正，皆寓于目，可知目为五官之长，全体之灵窍也。五端冠于仁、根于信，人无信不行，树无根则溃，人人共喻之理也。然树大遭风，道高生谤，愿吾同志诸君，任怨任劳，维持本社，期达久远之目的，则病家受益匪浅，去黑暗而见文[①]明，由衰弱而转强健，而后黄种无瞑目之祸，外人亦不能雄视我矣。此鄙人所以拭目俟之，馨香而祝祷者也。

（《绍兴医药学报》1908年10月）

酒湿害目证治说

胡瀛峤

人身之于湿，从表受者雨露是也，从里受者饮食是也，从不表不里受者居处是也，从表受者藜藿居多，而膏粱亦在所不免。从里受者膏粱居多，而藜藿亦在所不免。主于居处，难言之矣，有屋宇潮燥之不等，寝卧高下之不一，户牖启阖之不同，无论膏粱藜藿，俱在所不免。兹挈其要者言之，从内受者为最多，内受之，不必仅于茶酒瓜果也，即饭食菜蔬，亦何尝无湿。盖阳明胃府，原有许多微丝细管，通达内外，一被湿浊内蕴，始则不能输液外出，继则不能运动机关，湿郁则生热，热郁则生风，风盛而微生物遂由是生生不息而霉菌成矣。然阳明胃病，何以有害于目？不知府病伤经（阳明胃细筋散于目下纲），经府俱

① 文：疑作“光”。

病，而三焦之气亦弥漫不收矣（十二经无一不受胃府饮食之精气）。三焦之脉，至目锐眦，决渎失职，周身之水道即因之而不利，无惑乎肿胀目黄，晨昏不辨，胸腹闷痞，胀满不饥也，此即所谓内生之湿，从饮食得之者有如是。若夫外侵之湿，与不内不外因之湿而论，或湿衣着体，或空气不通，夫岂一言所能尽哉。兹先将酒湿伤目经验之症治，约略陈之。有劳动社员某，诸邑人也，年约三十，素性嗜酒，察其形色，面黄而头目俱肿，究其病，从上年秋间所得，初起四肢无力，渐觉身体肿胀，就近延医调理，毫无见效。至新正来郡访医，医曰，此脾家湿热也。用五苓、五皮、羌活胜风助汤活血等汤饮投之。卒不稍瘥，至前月忽觉双目无光，慕名访仆。仆视其目，诸轮无恙，惟气轮昏黄如败葵残菊状，诊脉无力，舌苔黄厚。询其平素嗜酒，于是知其病之在于胃也。盖酿酒者曲也，曲性猛烈，其于将成未成时，原有无数微生物存乎其间（阅沪上《医学报》便知）。虽经煎熬，而性质仍在，仆即用葛花解酲汤加减（方用砂仁、白蔻、党参、茯苓、六曲、干姜、青皮、枳椇子、石决明等味）。连服十剂，胃开肿消，目由是而复明焉。转方加用香榧、使君子，并嘱夜服磁珠丸，调养二十余日，而诸症悉除，目视如常矣，予敢出一言曰，药不中病，芪术无功，药能中病，乌砒何忌，药固贵乎中病，病尤在乎探原，此中神化妙理，吾愿与诸君共研之。

（《绍兴医药学报》1908 年 11 月）

目感光之迟速

林世伟[①]

人鸟虫兽，同具有目，而以为其无感光之迟速耶？其实不然。譬如龟者迟于人有至四倍；然普通之鸟，较人速约六倍；至于蝇若蜂，则速至三十倍之多。然则其何以故，曰：吾人散步时，大抵一秒钟前进三尺许，其时地面之花草泥石，皆能明白辨识。而疾奔之时，若有巨石当路，则因其视觉不稳，至

① 林世伟：民国时期医家，曾在《神州医药学报》等期刊中发表文章。

有颠蹶之虞也。与夫乘汽车之际，为新光之投射，过于疾速，窗外直下及附近之物，俱不得明辨者，是即感光有一定速度之证也。人目识别新光，一秒钟计十四点，蜜蜂等一秒可飞行二十丈左右，故适足以敌吾人，乘快班汽车之速度，然尚能具如吾人散步时之识别物象之视觉。彼击剑法（即剑术）中有曰“燕返”者，在人目视之已非常之迅速，而蜂若蜻蜓，乃全不介意。故吾人虽举疾掌扑击，彼仍从容释去耳。燕与鸽，其飞行之迅速为鸟类冠，某德人所已经试验者，在阿非利加北岸所放之燕，横贯地中海越“亚尔孛斯”之连山，经六时乃达德都柏林，若言其视觉之疾速，亦可惊哉。反乎是者，如龟之视觉，则较人迟之四倍，故吾人散步时，以龟视之，已颇觉迅速矣。至于鮟鱇（一名琵琶鱼海产，口大尾小，以鱼类为其食料，然性颇迟钝），则一光之感，其反应须时之四秒，其动物中视觉之最迟者乎。要之虽同名曰目，因上述之理由，乃生成其视觉之迟速，犹有因目之构造不同，而生差异者，即如同样照像干板，假有多数之镜头，恐又成在一秒时映千张之照像器械矣。

（《中西医学报》1910 年 11 月）

目与脑之关系

王葆年[①]

崇崇朗朗可以瞩照万物者，其惟两目乎。是以目为人身至宝，不可须臾盲者也。古者以目为肝窍，括言之也，以五轮属五脏，析言之也。后人又分八廓，无乃怪诞不经之谈，前哲已创废止之议矣。至五轮之属五脏，不第系古人分经治目之大纲耳。按经治之，虽历验不爽，岂知与目有最密切关系者，脑也。前哲未经一言抑又何耶？此岂前哲之疏漏，盖古时解剖未工，自未能道及一二也。考《全体新论》谓目能见物，皆由物象映于目，而由目系达于脑也。所谓目系者，即目珠之根蒂，其目珠生于系端，如两果并蒂而生，分

① 王葆年：民国时期医家，曾在《医学报》《神州医药学报》等期刊中发表文章多篇。

露于两窠骨之孔，以视万物。其系犹如瓜藤，两系相交，内连于脑，如电机之线。而目中所见之形色，于是传印于脑矣。征诸解剖而言，则知形象色状皆由眼吸收入脑，是脑乃视官之府库也。人欲运用其色象，仍转运之于脑，无有不能任其所用者，皆脑之作用也。盖脑为元神之府，知觉之仓廪，五官中平日所吸收者，莫不储蓄于脑府，是以用之不竭。运之感觉，孟子有云：胸中正则眸子了焉，胸中不正则眸子眊焉。所谓胸中者，思念之谓也。思念既正，则脑府肃清，眸子能瞭；思念不正，则脑府迷蒙，眸子即眊。可见目之明暗，必随乎脑之清浊也。征此理解而更参之以实验，尤有明证焉。观夫醉酒之人，必头晕目眩，盖酒性剧烈，能激刺脑筋，脑受激刺而晕，则目亦随之俱眩，此非目与脑之密切关系乎？且多耗脑力之人，目多欠明，患炎症者，脑必受蒸，每有视见鬼神之异。头部受击，则脑筋陡乱，目为之暗。此皆目与脑有密切关系故也。安得泥于五轮八廓之说，而不一为研究者哉！

（《神州医药学报》1915 年 2 月）

论　　目

陈祖荫[①]

人之知觉，性也；人之死生，命也。其所以奉生而周于闲者，则又赖乎精神，盖神藏于心，精藏于肾也。目者，心之所使，肝之子，而肾为肝之母，并脏腑之精，上注于目，可以察秋毫，测远近。西医剖割眼珠，亦极赞重叠细络之妙，受光照察之神，且能将斜目修削使正，而不久仍斜。彼不知病源，只知衣筋肌折之辨，则剖解何益哉？夫肝为风脏，肝主精，凡惊痫掉眩，及目昏花等症，皆属肝之为病。西医谓目眩昏花，皆脑髓筋为病，谓目系通脑，故目昏眩。要知肝脉通于脑，开窍于目，而藏魂，昼则魂游于目，而为视。寐则目闭，魂则返于肝。魂者，阳之精，气之灵也。故魂不安，梦多，不强，虚怯。予考西医之书，并

① 陈祖荫：民国时期医家，曾在《绍兴医药学报》等期刊中发表文章。

无魂之表言，诚魂非剖解能所探取。至于治疗，亦不能分出脏腑所属。中则分轮分脏，义有所归，治气轮、血轮、肉轮，药气可由喉咙颃颡，而上通于脑入目，其路最捷易治。治黑珠必循肝脉而上入脑于目，其路略深，治瞳子必由肾督脉而上入于脑，其路更深，治非易易，而内瞕等症，均属肾经，非小剂药石，所能疗也。

（《绍兴医药学报》1916 年 4 月）

眼　色　谈

张汝伟[①]

眼为心之苗，心以血为养，而血又为身体强弱之关键，故目瞳之色，视身体强弱为深淡，此说虽不尽然，然考之生理学，我人之眼色，确与体血有密切关系。凡身体强壮，气血充足者，目光必炯炯逼人，瞳中含有一种深而且亮之油光；若体弱血衰，或身患贫血等症，则目光必惨淡无色，尝考百妇人中，深瞳之妇，可得二十；男子则百人中，只得十二人，具有深亮之目瞳者。盖以妇人血分，较男子为充足故也。此篇颇具慧思。特转录之，以博一灿。

（《绍兴医药学报》1917 年 6 月）

因胎产害目论

喻万邦[②]

呜呼！目病亦多端矣，有因风因毒者，有因痘疹，因胎产者，屈指缕计百有余症，是不论他症之害目者，如何第以胎产害目论治之。原夫妇人之怀孕也，盖藉肾中之阳气则化水以养胎，胃之水谷则取汁化血，从冲任二脉下注胞

① 张汝伟（1895—1966）：江苏常熟人。擅于妇、儿、喉科。编写有《医学扶微》《医林禅录》及《咽喉病》《养生须知》《社友治验录》《医林诙谐》《中医心理疗治实验录》等著作。

② 喻万邦：民国时期医家，曾在《绍兴医药学报》等期刊中发表文章。

中以护胎。胎中水足则血不燥，胎中血足则气不亢，气血调和则何病之有。今因胎而更及于病目也，一因气血不和，否塞中州，则阴阳未免间隔；一因外感六淫，由表传里，则脏腑有失生机，苟治之者，偶一不慎，则俄顷之间两命是寄，将谓疗以消利，固知有故无殒，将谓投以温补，而内外不对症，进退维谷，事属两难。治之之法，其实善用内护外劫，且益且损之剂治之（如保胎流气饮、保胎清火汤、正气天香汤等），则气流血行，表邪外达，胎其保而病亦潜除矣。至若产后之症，盖妇人临产，百脉动摇，苦不胜言，迨既产也则血下阴脱，阳气萧索而怀虚已若空谷矣。况产后小儿复食其乳乎，乳也者，人身之精血所化者也，是故虽善卫生者翼翼小心，百般爱养，乌能猝复其天禀，所以一切外邪乃得乘虚侵犯，正衰邪盛，内外交攻，则人身精华枯萎，枯萎则目中神膏失其化源，化源失是以因产犯目病者颇多，惟其犯病轻重内外，各随人之所受而不同，有湿烂头风者，则因窍虚不密，引入风邪所致者；也有患热病而伤，目血为外瘴者，则因阴虚劳碌及恣辛嗜热所致者也；有成冷热泪流、内瘴昏曚等症者，则因劳瞻竭思、悲伤过度，哭泣无时所致者也。然虽有内外瘴翳红赤肿痛之各异，而一溯其本要，皆不足之所致。治之之法不必拘泥其翳膜红肿，当以大补微和之剂（如人参养荣汤、人参补胃汤等）或以养荣散郁之剂治之（如四物补肝散、四制香附丸等），则鲜有不见效果者也。切不可施寒散及轻用伐肝之剂，且尤宜急治，不可迁延时日，盖恐日久则气乱血凝而病深入，取效难矣。邦也才疏学浅而医理无穷，倘承高明者以为可教而辱教之，则庆幸无极矣。

（《绍兴医药学报》1922 年 11 月）

目疾条辨

王肖舫[①]

一、辨疮毒上攻于目白睛有结胞论

按疮毒上攻于目，结毒，与眼病不同，眼症生红丝云翳，时长时消，疮毒

① 王肖舫：民国时期著名医家，擅长眼科。曾在《丰天医学杂志》等期刊中发表文章多篇。

结翳如胞，坚硬不退，轻则昏花，重则如盲，急宜散除邪热，须看胞自以何经而来。当服羌活胜风汤加减，治之有伤寒出汗而愈者，有解毒之尽而愈者，种种不一，点元灵丹、至宝丹。

二、辨瘰疬毒攻于目白睛有瘀血论

此症眼有瘀血堆积于白睛上，四围比黑睛高起，治若稍缓，血瞒[①]睛珠，便成危症，宜羌活胜风汤，加汤破瘀药，治之眼愈，而瘰疬亦愈。此症不肿不疼，只是血线一片突兀惊人也。除赛宝丹、老膜散外各点药候宜。

三、辨眼无云翳视物昏暗风轮枯黄肝血少论

按此症肝血少也，风轮属肝，如乌睛黑渐带黄色，影影耀耀，光彩可观，是肝血足也。若枯黄绕睛，内里澄清，看见黑毛或蚰蜒如线圈住瞳人，是肝血枯也。肝血既枯，胆汁亦亏，瞳人或散大或焦小，自然昏花，宜先用四物汤加滋肾之药，次用地黄丸等剂，肝血足胆肾两经亦足，视物自明矣。若误服寒凉，便成青盲之症，慎之慎之，不宜点。

四、辨眼黑夜睛明论

此症谓夜间开目倏忽见火光，如灯头香头时有时无，金黄缭乱，虚火上炎，此肾水不足，以致目之神光失序，荡摇不定耳。宜服地黄丸，原分两加辽五味烘干两半，肉桂去皮，不见火一两，蜜丸桐子大，每服三钱，空心盐汤下，不点。

五、辨退红丝云翳有先后次第论

夫眼内红丝是云翳之根，云翳是红丝之苗，红丝满目，各有经络，若不循经络，一概用退翳之药则不效矣。如翳自内眦而出，手小肠太阳、足膀胱太阳病也，宜服羌活胜风汤加苍术、蔓荆子；翳自锐眦客主人而入斜下者，手少阳、手太阳、足少阳之病也，加胆草、藁本、人参；翳自目系而下，足厥阴、手厥阴病也，倍加

---

① 瞒：疑作“满”。

柴胡、黄连；翳自抵过而上手太阳之病也，加五味、木通。各按经络加减，自然随手奏效。欲退云翳须先退红丝，看那经红丝先到退后到的，三年之丝紫红色，二年之丝木红色，一年之色丝鲜红色，先退鲜红，次退木红，后退紫红，按经施治，自有奇效。胜风汤方见真人《秘诀》，既有红丝云翳，用《秘诀》吹法并点法。

六、辨治年久眼疾先补气血论

《经》云目得血而能视，是气血之精粹上注于目而为明也，病久过用寒凉伤其脾胃，过于发散耗其精华，以致血气不能流通，云翳逐不能退。治老年或日久云翳，必先补气养血，气血足云翳自然退净，血不足固目不得血，火盛血耗亦是目不得血也，不宜点。

七、辨眼珠下陷风轮有痕不作虚论

阅各家眼科所载，有蟹睛突出者，有旋螺尖起者，人皆知为有余之症。至于全珠下陷，疵小有凹痕者，不知其为有余，误用补药，以火助火，上气太盛，耗却神膏，致眼珠全坏者。有之至于风轮上，有凹痕如豆大或如瓜子大，俱有余之症，不可不知。当用发散之剂，蟹睛旋螺不散，故点平下去方，故点下陷有痕，用白玉锭、元灵丹点之。

（《奉天医学杂志》1926 年 9 月）

说目光视物倒视置之原因

杨星垣[①]

前《民立报》载美国阿倭吾亚市，有少年各柏曾迭拉，其官能之奇异，映于眼者，顺皆为逆。如下楼梯则目为上而坠落者屡矣，马车从右来，则目为左而冲仆者。又屡矣，就诊于纽约专门医希蒙博士，据云系因视神经有异状

① 杨星垣：民国时期著名医家，曾任中医改进研究会针灸征集讨论会名誉理事。曾在《医学杂志》等期刊中发表文章。

之故，窃考《名医类案》载吕沧洲案，视物皆倒植，谓为倒其胆府；陈吉老案，视正物皆斜，斜者反正，谓为闪倒肝之一叶搭于肺上。又某方书云，见棹椅等平者反倒，倒者反正，此胸膈有伏痰也。魏玉横驳陈案，谓肝去肺位甚远，安能上搭？余谓目系内连肝胆，此就痰滞胆络，治用胆星、半夏、丝瓜蒌实、赤芍等，当不致误。钱仲阳用郁李治目张不得瞑，此药润而散结，亦可移治，至孙真人谓风入脑则视一物为两，李东垣谓食辛热物太甚，辛主散热，助火上乘于脑，则视物无的实，以小为大，以短为长，张子和谓痰热病则目视壁上皆是红莲花。与上症虽稍异，而皆可互参，惟视一为两，视小为大，痰症有之。虚症亦多，精散故也，须于脉证详辨之。

（《医学杂志》1928 年 2 月）

目疾多由肝肺二经所发论

梁朝浦[①]

目有五轮八廓，各应乎五脏六腑，故脏腑有病，则现于五轮，势必然也。夫目疾主因，事虽复杂，大抵不离乎风火，但风火之患，多发于肝肺二经，盖肝属木，木动则风生，风淫于内，肝失所养，眩晕昏矇之状见矣。肺属金，金忌火，火燥于上，肺熟已深，羞涩刺痛之患生矣，此普通目疾。关于六淫之病而发者，至于多怒伤肝，肝郁则气亢，肝为风轮，现于黑睛，故肝风炽盛，则黑睛起膜，甚则迎风流泪，视物弗明。多饮伤肺，肺燥则津枯，肺为气轮，现于白睛，故肺气滞结，则白睛翳障，甚则红丝迫射，痛涩难开。此重要目疾，关于七情六欲之累而发者，防疾之要，虚者补之，以滋水养阴为主。水能生木，则肝风自息，实者攻之，以泻火清燥为主，火不克金，则肺气自平。能如是防患未然，则肝肺无病，目疾斯鲜矣。语曰“上工治未病”，其是之谓欤！

（《国医杂志》1932 年 9 月）

---

① 梁朝浦：民国时期著名眼科医家，曾在《国医杂志》《医学杂志》等期刊中发表文章多篇。并曾参与筹备创办中华国医学会。

目光与受病之根源论

梁朝浦

夫目之能视，非其本体所可发光，实由于五脏之精华上注于目，与光相遇，遂相得而益彰，故无所不睹，则由五脏而达于目之经络，其为通光之路也固然。而考五脏升发于目之精华，则有神膏、神水、神光、真血、真气、真精等，凡此皆为滋目之源液也。盖神膏者，乃脾脏磨化水谷，上升于目，以涵润瞳神，即目内包涵之膏液是也；神水者，发源于三焦，即润泽眼球之水是也；神光者，源于命门，发于心，通于胆，升腾于上，此火之为用也；真血者，即由肝络而上注于目之血，惟此血轻而清，故与流行肌肉间之血不同也；真气者，即目中经络往来之气，统之于肺，为先天生发之元气也；真精者，起于肾，化于脾，而后及瞳神者也。凡此数者，均互助而滋目，血养水，水养膏，膏养瞳神，气为运用，故目得以发光。夫目光之理既明，则目病之源可想，故神膏损则眼神衰，神水亏则火盛而为燥暴之患。且肾主骨，骨之精为神水，故若肝木不平，内挟心火，为势妄行，火炎不制，则神水受伤，故上升而为内障。神光者，乃火之为用，若火衰则瞳人有昏昧黑小之患，火炎则有焚燎燥暴之殃。可知凡诸病源，皆由目液一有所损而致也。

（《医学杂志》1932 年 10 月）

目 病 概 说

洪巨卿[①]

人有两目，犹天之有日月，洞观万物，明鉴四方，是目为人生有莫大之功

① 洪巨卿：上海虹口人，民国时期医家，曾在《神州国医学报》等期刊中发表文章。

用。然日月有须臾之暗晦，乃黑云浓雾之遮蔽，眼目有一时之失明，为七情六气所损害。自古以来，皆以人之眼目比喻天之日月，言之近理，思之不然，似是而实非。然日月原自有明，故容光必照，若目之为用，不过借日月灯火之光，以照燎之，目非自有明也。如目自有明，则在暗室之中，亦宜洞烛一切，何茫然无睹，则目之能视，全赖一点光。瞳仁乃先天元气所结成，就是肾水，目为肝窍，肝藏血。《经》曰：目得血而能视。又曰：脱阴者目盲。血与阴皆水也，目者心之使，心者神之舍，寤则神依于眼，寐则神归于心。故人心思静者，多瞌睡。书曰：心不在焉，视而不见。这瞳仁内一点水，全在静养，若内因喜、怒、忧、思、惊、恐、悲，七情所伤，而火动于内，则真阴消耗，目视无光，昏花散乱，羞明等症生焉。外因风、寒、暑、湿、燥、火六气所侵，邪郁不解，风热腾沸，则星障、翳膜、肿痒、湿烂等疾发矣。眼科虽立有五轮八廓，及七十二症之分，除物刺跌打损害之外，总之不越乎表里虚实，五脏为里，六腑为表，脏腑之精气皆禀受于脾，上贯于目，脾为诸阴之首，目者血脉之宗，脾虚，则脏腑之精气难周运于上，目故不明。然表里不得脱一“火”字，盖肾既属水，则自然怕火，水火原不并立，既济方得相安。若水胜则能克火，火胜亦能涸水，此自然之理。如少年人，气血盛，水火既济，阴阳升降之气适度，故目多明；老年人气血衰，水火未济，阴阳升降之气失度，故目多昏，血与阴是水之理既明。则治此病者，当以养血，安神理脾健胃为主，虽有邪热，用药不可过于辛散苦寒，损其真气，戕其脾胃，以冰其水，若治其标，不治其本，是不明正理耳。

（《神州国医学报》1934 年 4 月）

服阿司必灵[①]成目盲

张益谦[②]

余邻右陈姓，业商六七年前（时余在松宝行政界）患头疼，阅报见阿司必

① 阿司必灵：当作“阿司匹林”。
② 张益谦：民国时期医家，曾在《国医杂志》发表文章。

灵之功效，购服之，二三片而愈，惟每日必发，故日服之以为常。后头疼愈而两目模糊，渐至失明，百药罔效。今春，沪四虹桥镇附近石家巷陆姓者，业农，子年十三，患头痛证，至附近某医（姑隐其名）处疗治，劝服阿司必灵而痛止，但日发一二次，故每日必服数片，如是旬余，头痛虽愈，而双目模糊，渐致不能见物。余适在其邻村治疗，请余诊察，两目无他恙，粗视之与常人不异，惟瞳神放大而无光耳。余谓之曰，汝服阿司必灵而目盲。想系宣发太甚，而目神经耗散所致。但其性质效用，非国医所知，余亦无能为力，不若仍请某医治之，则彼知其性质功用，定能愈君之病也。后陆姓子至某医处，亦无治验。至西医院治数次亦不效，今将及年，闻仍目盲无所见云。余谓国医对于国药，非精研其性质效用，尚不足以治疗疾病，况素少研究，略知皮毛之西药，而可任意施用哉！余前岁亦喜用西药，如金鸡纳霜之治疟，小苏打之[①]胃脘痛，蓖麻子油及燕医补丸之治肠燥便难等，均各有利必有弊。如痰敌、胃钥、久咳丸等，均屡试而少功效，故近年已畏之而不敢用。非畏之也，诚以绝少研究，而略知皮毛之足以误人也。凡事皆然，惟医则人命所关，岂可粗心涉猎，而漫为治疗哉！故志之以自警云尔。属稿已毕，舍亲蔡君尚志见之曰，多服阿司必灵，非但使人目盲，且可令两耳皆聋，余已见数人云。蔡君诚实，想非虚语，故并志之。

（《国医杂志》1934 年 12 月）

论眼球与五脏之关系

梁家维[②]

华元化曰：目络下达脏腑，故五脏有病，均能成目病焉；所以眼症一科，种类纷繁，治法当穷究本源，明乎受病于某经，施治乃有把握也。阅泰西医学，对于眼球之构造，剖晰详明；但未言目部之分配五脏，将疑五脏受病，何

① 此处疑脱“治”字。

② 梁家维：民国时期医家、学者。曾在《国医杂志》发表文章多篇。

以独现于目耶？岂知五脏受邪，有从某部组织之虚而发病者也。抑又以未能确指眼球某部，与某脏相通之络，侨寓于何处，而忽略之耶？寻得梅花香又无，香来确自梅花上也。五脏受邪，能成目病，岂可略乎！即如内障之症，有外观非病，惟自觉昏矇者，不知其症有关内脏，将何从以施治乎？知其要者，一言而终，不知其要者，流散无穷，此之谓也。兹将眼球各部与各脏之关系，述之如次。《灵枢·大惑论》曰："五脏六腑之精气，皆上注于目，而为之精，精之窠为眼，骨之精为瞳子，筋之精为黑眼，血之精为络，其窠气之精为白眼，肌肉之精为约束，此以目部配乎五脏也。"兹更分别述之如下：夫目之为体，应乎五脏，两锐角分为大小眦，即两睑张开时，裂口之两端是也。大眦内应心君，小眦通乎心胞络，大眦内有一小红肉体，乃血之英，心之华，钩针割烙切忌。上胞下睑，位于眼球之前，乃上下能动之皱襞。上胞大于下睑而牵动流利，内应于脾。下睑则内应于胃，白睛在眼球前份，内应于肺。其包含者为黑睛，内应于肝，黑睛中央之一点黑莹，名曰瞳人，内应于肾。了然于此，则某症主于何脏，可显然矣。

（《国医杂志》1935 年 10 月）

再论目为肝窍

张季勤[①]

吾人既知古人于人体内部之组织及其功用，无精审之考察，每多错误，明明脑与神经之病，辄谓为肝病，然则用药，岂不亦随之而误？但古人医疗之成绩，且往往驾诸科学医之上，此其故何哉？

今以目病而论：目病之特效药为青箱[②]子、石决明、杭菊花、白蒺藜等。古人于此等药则以为平肝火，袪肝风。目为肝之窍，目既有病，平肝家之火，袪肝家之风，则目病亦随之而愈。吾人研究此项药物之药理作用，大抵为消

① 张季勤：民国时期医家，曾在《文医半月刊》中发表文章。
② 箱：当作"葙"。

炎、解热、平脑安和神经之品，由此言之古人虽昧于人体内部之组织及其功用，然用药固自不误也。

或难之曰：敬闻教矣，然阳明腑病，往往见戴眼岐[1]视之症，不用平脑及安和神经之剂，独取乎大承气之攻下，抑又何也？答曰："唯唯，因阳明腑病燥屎满结于大肠，粪毒压迫直肠之神经，上迫于脑，故脑症状之戴眼岐视，遂不觉发现也。故用大黄、芒硝、枳实、厚朴之大承气下其燥屎，脑神经不受压迫，则戴眼岐视之脑症外状，亦随之而治。"古人既误以脑与神经为肝，见脑神经之病变，波及与眼，遂治以平肝火、祛肝风之药（其实仍是平脑及安和神经之药）。而眼病竟以愈，故想象目为肝之窍也。

吾人根据科学读古医书，当为之抓疏沟通，不为古人所误，亦不当吹毛于古人，吾故曰：肝开窍于目之说，较为近是也。

（《文医半月刊》1935 年 12 月）

根据生理学注译中医学"肝开窍于目"说之意义

张季勤

中医学说，以五脏为人体之主，其他各器官皆分隶于五脏，其实多荒诞附会，不足为训。如脾主四肢，肾主于耳，肺主于鼻，心主于舌，肝主于目，皆为古人之想像，依今日人体生理学推测古人之意义，惟肝主于目较为近是迅之于下。

古人对于人体内部之组织及其功用无精审之考察，每多错误，如无管腺之内分泌作用，为肾之作用，大脑之作用，为心之作用，混脾与胰腺为一物，误脑与神经以为肝等，皆荦荦大者，其余不胜缕举，上述四事，惟第四种与本篇有关，谨举《内经》数则以证明之。

①《痹论》曰：肝痹者，夜卧则惊。②《灵阑[2]秘典论》曰：肝者，将军之

---

① 岐：当作"歧"，下同。
② 阑：当作"兰"。

官，谋虑出焉。③《遗篇·本病论》曰：悲怒气逆则伤肝。④《灵枢·本神篇》曰：肝气虚，则恐，实则怒。观以上四则，曰惊恐，曰谋虑，曰悲怒，考以今日之生理学，岂与肝有关？夫惊恐、谋虑、悲怒，皆属情绪，或思想，为大脑之所司，此固生理学所证明，吾人所承认者也，然则古医书之所谓，肝，非脑而何。

有时古人亦以运动神经为肝，兹再举例以证明之。①《痿论》曰：肝主身之筋膜……筋膜干则肝急而击。②《至真要大论》曰：诸风掉眩，皆属于肝。③《素问·五运行大论》曰……在脏为肝……其用为动。观以上三则，曰急击，曰掉眩，曰动，运动神经指挥人身之肌肉运动，可知古人有时亦指运动神经为肝也。吾人既知古人每误脑与神经以为肝，则肝开窍于目之理，可得言矣。

考之生理学，脑神经共有十二对，其中四对直接与眼有关，分述于下：① 视神经起于大脑之下面，而终于眼球之网膜，为传导视觉之用。② 动眼神经起大脑之后下面，而终于眼窠，为运动眼球之用。③ 滑车神经起讫作用相同于动眼神经。④ 外旋神经在延髓之上方，而终于上眼窠之外侧，使眼球外旋之用。故脑神经之病变，往往波及于眼。古人又以脑神经为肝，见眼之有病，遂谓为肝病，此肝开窍于目说之所由来也。

（《文医半月刊》1935 年 12 月）

释目为肝窍

黄学龙[①]

尝疑肝俞何以能已目疾，目何以为肝窍，肝与目究竟有何等关系。兹阅《医报》，谓夜盲症即雀目症，有多种，大抵系缺乏甲种维生素（又称甲维他命），古时每以狐肝或黑鸡肝治之。近人研究中医治雀目药，大半都含大量甲种维生素，例如动物的牛肝、羊肝、龟甲等。植物中的松花、苍术、菊花、木

① 黄学龙（1876—1958）：浙江东阳人，清末秀才，针灸医家。著有《屠龙之术》及《针灸疗法与生理作用》等著作，并在《针灸杂志》中发表文章多篇。

耳、黄花菜等，所含甲种维生素，比鱼肝油有过之无不及云云。动物肝含甲种维生素，人肝何独不然？肝与目之关系，殆即以是，刺激肝俞，以治目疾，谓为促进甲种维生素之分泌亦无不可。证之吾乡人目痛，多买羊肝食之，吾友数世中医，秘制眼药，名鸡肝散者，服法：必敷药于生鸡肝上。蒸而连鸡肝与汤食之。往往获奇效。益可证明目与肝之关系。

（《针灸杂志》1937 年 1 月）

近视眼与远视眼

章诗宾[①]

因为我们要辨别真赝、优劣、安危等的环境，都不能不用双目来观察，所以视力如果不幸而有障碍的人，便必须借助眼镜来矫正。视力障碍中最多见的，即为近视眼与远视眼，近视眼以少年及中年患者为多，而远视眼则大多悉见诸老年人。但戴上了眼镜，虽可以获得正常的视力，可是终比不上视力正常的人们来得便利。是以视力正常的人们，我人不妨认为一种眼福；而患近视或远视，也就不得不目为一种缺憾。然而近视不免有基于遗传的，远视也往往因年龄的衰老而同时增进。近视虽可幸而避免，远视几乎人不能逃。故兹将近视与远视的成因及矫正的理由等，撮要申述如后：

现在我们先要明了所谓眼轴，这眼轴即是从角膜的中心，通过黄斑和视神经的一根直线。既知道眼球内有所谓眼轴，即可先将近视眼的成因说明：近视眼者，因为眼球内的晶体太突出了，那么这眼轴便不免要从而稍为延长，这眼轴一延长，则由远距离所来的光线，当然不能映射到网膜的上面，而在玻璃体的部位，便即交叉，网膜面上，只有朦胧的影象[②]，所以看外界的物体，自是模糊难辨，不免有毫厘千里之误矣。这便是近视眼的成因。至于矫

① 章诗宾：民国时期医家，曾著有《儿童疾病问答》《病理学通卷》等著作，在《国药新声》中发表文章多篇。

② 象：当作“像”。

正的须用凹镜，是因为近视眼的眼轴太延长，因此外物的映像，映射不到网膜上面，所以看外物不能清楚，只要将眼轴使之缩短到相当长短，外物能映射到网膜上，即可明视，故必得要将凹镜置放于眼球外面，使眼轴短缩，便能视阅清晰矣。又因晶体愈突出，则眼轴愈延长，而近视之度亦愈甚，所以矫正其近视所需的镜片，亦当愈凹，而近视眼者所戴的眼镜，必当验定屈光度以配置之方妥。

兹更述远视眼，远视眼适与近视眼相反对，其成因为由眼球内的晶体太薄扁了，于是眼轴也即因而缩短。眼轴既较正常者短缩，则自近距离所来的光线，到达网膜的结像点上尚不能结像，必直透过网膜的后方乃能结像，故非得将所视的物体放远些，必不能明视，这便是远视眼的成因。

矫正远视眼，亦和近视眼相反，必须用凸镜，因为用了相当的凸镜之后，便可使眼轴相当地延长，外物的映像，也便结合在网膜上面，遂可以看得清清楚楚。此外眼轴愈短缩，则所用矫正的镜亦须愈凸，故所用的眼镜，亦当验定屈光度后配置之方妥。

其他既不近视，亦非远视，即为正视眼，正视眼者，自外界所来的光线，不问距离较近或较远，其映像均适结合在网膜的上面，所以看起来明了清晰，毫不模糊也。

再近视眼和远视眼，均有属于先天性者，先天性的近视眼，每为遗传性；先天性的远视眼，每因发育的不全，以致眼轴短缩而成。又近视眼的酿成，在青年求学时代最易，因在此时期，阅看书籍最勤，且每在光线不足之处，阅看过于细小之字，结果遂将书本渐移近两目，久而久之，乃成近视矣。所以学校教育，对于近视，似不应疏忽也。至于远视，年届知命以后，一切器官，不免渐见萎缩，眼球亦何能例外，眼球萎缩，眼轴自短，而成为远视，此殆为老年人所不可避免的现象也。

（《国药新声》1942 年 11 月）

第二章　眼病医案

【导读】

本章共收录了眼病相关医案 22 篇，按照发表时间顺序依次排列。根据文章内容，大概可以分为三类：

第一类，是记录经传统中医辨证，用中药、针灸等中医方法来治疗眼病的医案。比如：《目闭不开治疗一得》记录了小儿目闭不开的中医辨证施治并终获痊愈的过程；《眼中脑油灌睛案》阐述了“眼中脑油灌睛”的病名、病因、病状以及针灸治疗方法和禁忌；《水轮白翳气轮红丝之验案》为中医辨证论治疗水轮白翳气轮红丝；《朱氏玉目赤障翳、卷毛倒睫治验》为中医辨证治疗目赤障翳卷毛倒睫症；《目赤》为中医辨证治疗目赤生翳及其兼症；《目内障》为中医辨证治疗目内障；《瞽目重光》用杞菊地黄丸治疗多年失明案；《治胃肠夹外邪危病、陈苏失明复明合案》将症状描述、就诊过程、医生思考等内容都做了详细的记录，为介于医案和医话之间的一篇文章；《年余目疾一旦解除，哮喘危症竟灸而安神哉》简要记录了针灸治疗积年眼疾的过程；《头风目疾针到病除》针灸治疗头风目疾；《眼科医案》为中医辨证治疗目疾医案；《单方治愈夜盲症经过》介绍了蒸羊肝法治愈夜盲症医案。

第二类，是记录经西医治疗无效后，用中医方法来治疗并获效的眼病医案。比如：《急性目病之黄液上冲说》介绍了黄液上冲的成因、误治后果，以及中西医生治疗此病的方法和效果。本文对西医医生治疗本病的方法有质疑，认为其虽号称医学博士，但方法简单、粗暴，甚至要“剜去眼球，以镶假眼”，给患者造成的损伤不可逆转，因此“其所说理由，非不娓娓动听，而救治此症之方法，其实犹未善也”，倒不如中医方法，审证求因，辨证论治，完全不用“剜去眼球”就可以痊愈，以此来说明不要盲目迷信西医；《眼球突出之治验》首先从西医角度阐述了眼球突出的病因，然后记录了一则西医建议行眼球摘除术的突眼患者经中医辨证治疗并获愈的医案；《眼科笔记》也是记录了用中医辨证论治方法治疗西医诊治无效的眼科疾病的医案。

第三类：格式较为完善的眼病医案。前两类医案，虽然也将治疗眼病的过程记录得比较全面，但格式不统一，更类似于古代的中医医案。而第三类，则是更接近现代的标准中医病案。比如：《眼科》《眼科医案》《漏脓眼治验案》《风毒眼疾案》《暴发火眼、云翳遮睛验案》《国医眼科头痛睛障，隐涩难开》这几篇相比于同时代的医案，格式较为完善，病者、既往病历、诊断、治疗、处方、外点方、疗效等项目较为完备，虽每项字数不多，但也干净清爽。这些眼病医案的公开出版，说明近代医家对医案书写的格式有了一定的规范，也有不少医家会按照这个规范来记录和发表医案，这在当时也是一种进步。另外，还有一篇《雀目》，是一则格式较为标准完善的针灸治疗雀目的医案，也可以归入本类中。

本章医案和上一章病因病理等眼病基础相关文章一样，都体现了《中国近代中医药期刊汇编》中文章的总体特点。这些文章，不管是标题还是内容，都没有固定的格式，对内容的要求也比较宽泛，可以说是多种多样，非常灵活，这是好的一面，但也存在一些问题，比如内容较杂，真伪难辨，格式杂乱，不方便统一分类等。当然，当时是中医药期刊发展的初期阶段，文章也好，格式也好，甚至包括刊登的广告，都是清末民国期刊发展的真实情况展现，不能按照现代期刊的标准，对其太过苛求。

目闭不开治疗一得

前 人

本城候青门，朱姓，年近不惑，举一子，爱如掌珠。一日儿患睑胞赤肿，二目紧闭，一睹阳光，眵泪俱出。此儿生未弥月，家人惶急，延医医治，有用辛凉药品者，有需甘寒药饵者，有独用羚羊角及鲜石斛，冀取特效者，时达匝月，终不见开。朱姓当初以怀抱小儿，未便远出，乃数医无效，只得买棹就予诊治。予视之，二目白翳已现，验其关纹，赤而兼紫。实系产母过食椒酒辛热品所致。予用引火下行法，万病土疗法以施治之。处方以细生地三钱，川抚芎六钱，西当归一钱，银花一钱半，西赤芍一钱，天花粉一钱半，绿豆衣二钱，四寸长灯心廿茎，令服二剂。并点与清华膏合珠黄散。隔未及旬，又复来诊，其母告予曰，儿病已见渐愈。适因更衣不慎，略受寒邪，鼻涕与泪，似乎较多。予乃视之，见其二目开朗，白翳虽未尽净，亦属细微。遂拟桑菊饮加减方一纸，嘱服一二剂后，点以眼药自愈。嗣据朱某报告，已获全愈云。

（《绍兴医药学报》1918 年 5 月）

眼中脑油灌睛案

赵世昌[①]

病名之区别：眼目中心，白如官粉点之状态，名曰脑油灌睛。

初得至最重：初病时觉头微痛，至半月后则视物不清至三月后，瞳人处白似时之病历及官粉一点，则不能视物与诸光，其病已成矣。如年限浅者遮蔽瞳治法大略，人之物甚薄，拨之甚难。至三四年，其物且厚，始可拨之。当

① 赵世昌：民国时期医家，曾在《医学杂志》发表文章。

拨之时，用冷水一桶，令患者坐水器傍，医者用手撩水于患者头目之上，顿洗之，至医者手冷麻，不觉始可用针，针法详下。

针灸时之病状：水轮圆点形象，白如官粉，诸光不透，不能视物，已至三四年者，为可拨之形状，年限浅者不可拨。

得病之原因：由炎热之时，汗液上蒸下滴，正临眼腺之上，流注于目。日久色白渐厚，遮蔽瞳人。

气象脉象：面貌气色如常人，脉象惟心肾二部郁郁不伸。

针灸穴名及手术：刺风轮、气轮两界之间，刺入一分之三，将针卧倒，向前进至瞳人处，针头向上，往下，将蒙蔽压入下眼睑肉轮内，将针徐徐退出，速贴纸七层于目外(风轮、气轮两轮交界之际非穴名也)。

收效时间：每日揭纸一层，七日后将纸取完则能视物。

针灸后状态：针拔之后惟头脑清凉亦无痛苦，速将患者移于黑暗静室。

针灸后禁忌：移入黑暗静室后，仰面安寝，瞳蔽初开光力甚微，宜闭目静心养神，不可妄动，禁忌诸光线射之于目。如饮食时，侍者与之。逾一月后，始可外出。

(《医学杂志》1922 年 6 月)

急性目病之黄液上冲说

康维恂①

濉川庭镜氏曰，黄液之部，发在坎位，形如指甲之根，冲至瞳畔，凸患成矣。蒙则曰，由卦象而论，位固在坎，实则经属阳明，位在风轮下际，其形也，究若日球将晡，半月上升，距瞳虽远，触接甚易。其症之始也，白睛纯赤，脸胞发热，继则头眉俱痛，夜难安枕，黑珠之疼，入夜尤剧，星障黄液，随之而生。甚或口渴便秘，头痛如劈，此发黄液上冲之证象也。世人不察，往往视

① 康维恂：民国时期著名眼科医家，著有《眼科菁华录》《目病浅治法》《色门棒喝》等，在《中医杂志》《绍兴医药学报》等杂志中发表文章多篇。

为风火眼，不甚注意，而抑知此症险恶异常，医不得法，不数日而为盲矣。是故今之易成盲疾者，一由病家不知早治，一由医生不谙治法，以最险最恶之症，自有可以施治方法，蒙窃愿与诸君子辨症而研究之也。自来疮之有液，系溃肉所成，此症疮液，在于如纸风轮，其黄液发生虽缓，而一发之后，其性最急。盖黄液不现则已，现则二三日内，势必睛凸，医者稍盲其心，十中难痊一二。病者疑为鬼祟[①]，置医药于不顾，十中终不一治，言念及此，深为懔懔。凡为医生者，均有利济之心，若有经验之医案，何忍秘而不宣乎。揆诸吾国学子，执有西医毕业文凭，号称医学博士者，遇黄液之症，亦惟饮与蓖麻油，及氧化镁等润肠剂，点以麻醉性之可卡因，及硼酸水而已，其痛稍止。必曰，此系眼球脓炎，含有传染毒性，须剜去眼球，以镶假眼，藉速短其病期，免交感其好眼。其所说理由，非不娓娓动听，而救治此症之方法，其实犹未善也。蒙既研习眼科一门，对于此症，必先问其已治与未治，继则切其脉，辨其苔，审视详晰，然后予方。虽不能使社会一无瞽目，凡病是症而来者，莫不欲使其重见天日也。兹就管窥之见，附以治疗方三则，再登报端，非敢自鸣一得，藉以就正有道耳。

“甲方”头目肿痛，恶寒无汗，白睛纯赤，黄液微现，宜先解表，宜服是方：

嫩柴胡五分，粉葛根、白芷各八分，酒炒子芩钱半，东白芍钱半，玉桔梗八分，生石膏五钱，生甘草六分，生姜一片，元枣三枚，河水煎服一剂或二剂。

“乙方”投前方后，如黄液不下，大便秘结，眵泪如糊，夜不安眠者，即服此方：

润元参三钱，元明粉（冲）钱半，肥知母（去毛，盐水炒）钱半，茺蔚子三钱，车前子（包）二钱，漂淡天冬钱半，提麦冬三钱，煅石膏六钱，西锦纹（酒洗）四钱，防风二钱，淡子芩（酒炒）钱半，河水煎服二剂或三剂。

“丙方”：服过甲方后，见其黄液将下未尽，痛势似轻未清，即接服此方三四剂，自然痊可。至服乙方之后，而黄液未尽，痛势似轻，照服自愈。

西当归钱半，粉丹皮二钱，白知母（去毛，盐水炒）二钱，地骨皮二钱，煅

---

① 祟：当作“祟”。

石膏五钱，淡天冬钱半，润元麦三钱，鲜生地五钱，原麦冬三钱，杭菊花钱半，东白芍二钱，生西草六分，河水煎服。

（《中医杂志》1922 年 6 月）

水轮白翳气轮红丝之验案

杨燧熙[①]

丹徒吴妇，左目水轮白翳，厚如豆皮，气轮红丝，干涩异常，头面热汗，涕泪皆多，右目焮赤，红丝抱扰。已服祛风等方，视物仍糊，太阳迎香胀痛，得嚏甚畅。按左目白翳红丝干涩者，乃热邪上升，津不上承也。头面热汗者，肝胃之热，夹以心阳上升，逼迫津液外出，而为汗也（汗乃心之液，阳明之脉迎于面，厥阴之络连目系）。鼻涕目泪皆多者，肺热为涕，肝热为泪，原降少升多，水失承济也。右目焮赤者，左右有连带之关系，阴阳之道路也，肝肾阴虚，心阳上炎，肺少宣化之机，因热所侮，侮其所不胜也。云服祛风等。视物仍糊者，风非外来，可不限祛法，脉象细数而弦可据，素质阴虚，自云兼有痰饮，迎香穴胀痛，得嚏甚畅等，以拙见而揣度之，非痰饮也，乃痰热肝阳（痰热宜育阴清化，痰饮当和阳温燥。古人云：痰即有形之火，火即无形之痰。肝性善升，得阴则降，治肝大法，虽云曰苦，曰辛，曰酸，倘遇苔黄脉数，须慎用之。因苦能化燥，辛能伤于阴气，气有余便是火。曾见肝热气疼之症，屡服辛温过甚，咳逆血溢而毙）。冲侮阳明（胃）之降令，上升为白翳红丝，为涕泪，为干涩，为胀痛，脉细数而弦，是明征也。当滋有形之阴，而化无形之热，阳得潜藏，则虚火制矣。然养阴无速功，多用自有益。盐水炒知母一钱五，川丹皮二钱，九孔石决明一两（先煎），怀山药三钱，盐水炒川黄柏一钱，福泽泻一钱五分，鲜枇杷叶二钱（去毛），杭菊花一钱五分，大生地三钱，蛇退一钱，莲心八分，灯心二分。

（《绍兴医药学报》1924 年 6 月）

---

① 杨燧熙：镇江人，民国时期医家，曾任《绍兴医药学报》名誉编辑员，并在《绍兴医药学报》《医学杂志》中发表文章多篇。

眼科笔记

黄思礼①

苏君温甫，年四十余，本邑桥镇，瀛洲医院院长，元宵后患目疾，白珠肿突淡红，畏日羞明，至院内经西医，用硼酸水洗涤，并服药水等数次，未效而剧，拟欲至沪就医。适有吴君士豪介绍，邀余诊治，余断此系肺家实症，立方用西洋参、羚羊片、炙桑皮、生地黄、麦冬肉、当归尾、连翘壳、肥知母、苏薄荷、粉草等清肺，外施塞鼻药。服后病势渐愈，复诊加减而瘥。

陈女士年二十，本邑女中校之高材生也，患目珠及头角隐隐疼痛，视物不明，至本邑县立医院诊治。因西医不明此种病情，服药亦不奏效，旋至太原医室就诊，郭君志道介绍来校诊治。余断系肝肾两亏，水亏不能上注瞳神，则视物失明，肝虚则生风，肝风上扰，所以目珠及头角疼痛。询其经事，愆期而色淡，立方用制熟地、白归身、甘枸杞、炒车前、菟丝饼、羚羊尖、青防风、滁菊花、京元参、黑羊肝等，补肝肾而熄风，服后视物已明，痛亦渐止，连服三剂而愈。

顾左，年三十余，染坊为业，患目疾，痛而白珠红肿，经龚医士投药三剂，无效，旋邀余治，断为风热所致。投羚羊片、龙胆草、黑山栀、熟军、川抚芎、全当归、川羌活、青防风、苏薄荷、生甘草等，服后病渐止，肿渐退，三易方而愈。

陆右年约三八，患目疾赤肿难开，初请某医，投疏散清火解郁之剂，无效。至校就诊于余，诊其脉，左关弦而右关弱，余断由产后郁怒，木侮脾土所致，进广陈皮、西砂仁、云茯苓、明天麻、炙甘草、白菊花、川抚芎、黑山栀、草决明、焦于术、石决明等，以扶土制木，服后竟全愈。

（《中医杂志》1928 年 6 月）

---

① 黄思礼：1897 年出生于加拿大安大略省，1919 年毕业于多伦多大学，到中国后创办四川加拿大学校。

眼　科

李经民[①]

病者：关氏，年廿七。

既往病历：目痛而痒，时多眼胶，视物朦胧，经中西医治疗无效，现在症状头痛，身发微热，其余与既往病状大略相同。

诊断：舌色略淡白，右手脉细弱，左手关尺沉微，断为阴血虚少，肝风内动所致。

疗治：养阴，补血，平肝。

处方：生地，元参，杞子，石决明，钩藤，荆芥，桑叶。

疗效：二剂后，易钩藤、荆芥、桑叶、生地，加五味子、首乌、当归、熟地，三剂而愈。

（《广东医药月刊》1929 年 1 月）

朱氏玉目赤障翳、卷毛倒睫治验

佚　名

朱氏玉，患目疾，双目赤肿障翳，羞明多泪，卷毛倒睫，毛刺眼睛，痛不可忍，到院求诊。脉弦而数，此肺肝风热也。五脏皆开窍于目，白睛属肺，赤肿者，肺有风热也。泪为肝液，多泪者，肝有风热也。卷毛倒睫，系因风热内攻，眼胞之筋皮缩入，是以睫毛卷倒，内刺眼睛，此理甚明。肺主皮毛肝主筋，眼胞之筋皮缩入，非即肺肝风热所致乎。治法当用肺肝专药，直达肺肝，以除风热。方用马兜铃、僵蚕、蝉脱以入肺除风热，菊花、桑叶、柴

① 李经民：民国时期医家，曾在《广东医药月刊》中发表文章。

胡、白芍以入肝除风热，丝瓜络瓜之筋络，竹茹竹之皮毛，借此二味以舒筋皮，阿胶润肺，蕤仁润肝，天冬、生地滋水制火，养肝清肺，风热既除，复滋而润之，则赤肿、障翳、羞明、多泪、睫毛倒刺诸症悉除矣。照此方连服数剂果愈。

（《国医杂志》1930 年秋）

眼科医案

杨益年[①]

病者：何席珍，年二十一岁，已娶妻生子。

病历：在三岁时，初由痘后结痂，二十日身瘦如柴，面如猴形，胃弱食减，遂成疳积，双目紧闭，红筋满眼，泪滴如雨，经中西医生误投凉药，两目虽开，白云突起，遮盖黑睛，频年医治，皆属无效，已十八年。

病状：虽形同瞽目，而身体健康，饮食与常人无异。

诊断：舌色微黄，目翳如前，右手脉平，左手闹尺沉数，断为肾虚肝实。

疗治：滋肾，平肝。

处方：初令服泄肝丸八厘，次服加味泻肝汤。

羌活，生地，柴胡，黄芩，前仁，木通，甘草，泽泻，荆芥，防风，蝉蜕，刺蒺藜。连服四剂，次服李时珍磁朱八两，三服疳积散一两，加珍珠末五钱，医两阅月。

外点：珍珠，琥珀，玛瑙，硇砂，冰片，麝香，珊瑚，推车虫[②]，白蚂蚁，炷木虫，雄精，麻鹊屎，人龙，老古磁，金钢钻宝石，制成药散，每日点七次，两月余，双目膜翳退净。

（《广东医药月报》1929 年 6 月）

① 杨益年：民国时期医家，曾在《广东医药月报》中发表文章多篇。
② 推车虫：即蜣螂。

目赤

张铭三[①]

提要：目赤生翳，酸重流泪，舌麻，心悸难寐，纳食减少，足胫冷，脉沉细，舌质淡白。服清火药稍愈，已经二月，不能断根。

方案：脉细为虚，脉沉为寒，舌麻为虚，舌白为寒，寒虚相搏，阳气大伤，浮火上扰，目赤心悸，沉寒下停，纳减足冷，病灶在肝肾，病因非热邪，服清凉之药，浮阳稍敛，似觉平静。宜辛热之品，沉冷使消，庶能断根，姑息养奸之谋，非余所敢出也。

党参三钱，酸枣仁三钱，甘杞子三钱，大熟地三钱，炒白术三钱，潼沙苑三钱，熟附片钱半，厚杜仲三钱，桑寄生三钱，大砂仁八分，山萸肉钱半。

（《中医指导录》1931 年 6 月）

目内障

陈志明[②]

妇人于去冬起，左目忽视物不明，既无星翳，又不红肿，今已逐渐失明，而外表仍与好目无异，且右目视线，亦渐畏光短缩，觉有白翳遮掩。迭经中西医治，均未见效。

此属内障，由于肝肾精血之虚，精华之气，无以上注于目，其标在外，其本在内。徒治其标，无益也。兹从《普济本事》内障丸加减，久服自然获效。

白羯羊肝（只用子肝一片，薄切，新瓦上焙），大熟地四钱，菟丝饼二钱，萎蕤仁三钱，大麦冬三钱，熟附块钱半，甘杞肉三钱，潼白蒺藜各三钱，全当

---

① 张铭三：民国时期医家，曾在《中医指导录》发表文章。
② 陈志明：民国时期医家，曾在《中医指导录》发表文章。

归钱半，大有芪三钱，云茯苓三钱，淡茯苓钱半，桑寄生三钱，光杏仁三钱（炒）。

（《中医指导录》1932 年 2 月）

瞽目重光

沈仲圭①

庖丁陈永甫，失明有年，双目外视，仅有白光，莫辨人物。相其目，并无翳障，惟少神光。大便燥，晚景不佳。用杞菊地黄丸，早晚各服三钱，以淡盐汤送下，一面静养节怒。翌春，其人不唯目光恢复，而体亦较强，可见是丸对目疾，颇有奇效，陆定圃赞为明目第一方，非虚语也。

（《医界春秋》1932 年 11 月）

治胃肠夹外邪危病、陈苏失明复明合案

前　人

杨茂森，年三十四，寓天津松秀里。

杨君，天津太古洋行管仓，庚申秋，痰咳嗳气，渐腿足痹肿，辛酉初秋，洗澡后更恶风，乍寒乍热如疟，年余，多历中西诸医，深秋危甚，其家托其表弟，亦余姻亲，入京相邀，述上病状，情恳未忍过却也。

余至津，杨君卧床面内，家人转掖同外，一望青黄色黯，谵语神昏壮热，痰涌嗳气，审其唇焦裂，舌底黑，中腻上干黄，脉浮弦有力，询得有微汗，渴饮便秘溺黄，出医方遍视之。余曰：初不过肺燥胃滞，清消可愈，奈何屡误至

① 沈仲圭（1901—1986）：浙江杭州人。青年时期曾任小学教员，弱冠后拜杭州名老中医王香岩为师。结业后，在杭州开业，并曾在上海中医专门学校、上海国医学院、中国医学院等校执教。主要著作有《养生琐言》《诊断与治疗》《吴山散记》《仲圭医论汇选》等。

此，危难耶，中医之太破散，太苦寒，太滋腻，责无旁贷矣，而西药之可议者，如阿斯必林[1]，金鸡纳霜，平常药耳。学西医者，不顾其太散，余族兄又包，余友古辉山，死于是，今又以误杨君，后多用铁精、牛羊肉浓汁补血，亦何非一丘之貉耶？夫饮食入胃，化生气血，《内经》所详言。西说谓饮食入胃，运生心血，而上之脑髓，下之囊精，亦由血所运化，言诚是矣。但化之者胃，行之者脾，统之者心，师之者气，奈徒拘形质，尚未明其化行统帅之原理何。譬之制物机器焉，缺少煤火蒸汽，徒耗其资财，倾其质料，机器反因之污，何能制物？是能行而后能化，能化而后能补，其理显然。又例如鹿茸，最补精血，余赖以生，先嫂朱氏，族叔世源，何尝不因以死耶？杨君感风，不轻疏以致留邪，补腻迭投，不清消以祛积滞，转寒散补腻，涂负壅留。譬诸沟渠焉，废物推[2]积，郁伏生熟，烟腾于上，霉腐于下。《经》曰，水流湿，火就燥，今正火上而湿下。《经》又曰，肾者胃之关也。关门不利，故聚水而从其类也，上下溢于皮肤，故为胕肿，标本兼病，苟不转枢以伸其气化，此外更有何治法耶？方拟软柴胡四钱，知母、大腹皮绒各三钱，苏子、前胡、射干、白前、郁金、竹茹各二钱，法夏、厚朴、范志各钱半，薄荷八分，甘草六分，煎服。此类药用三日，热轻啜粥，点首识人，仍不能坐语，背阳恶光，舌干想饮，前方去软柴胡、范志曲、苏子、薄荷，改苏梗、谷芽、冬瓜仁、银州柴胡，助以羚羊水，清以小白虎，通以紫雪丹，降以谓[3]胃承气，八日始有小效。余据舌黑粪黑，实由痰瘀内阻，用礞石滚痰丸四钱，黑白牵牛末各一钱，煎水分次送下，夜半，忽腹痛状剧，余强语以慰其家人，以脉无大变象也，夜向晨，连下痰瘀盈盘，第九日始能言坐矣。前方去苏、前、郁、射、银胡，入金钗斛、丝瓜络、鲜杷叶、冬瓜仁、白茅根各三钱，西洋参、皂角仁、威灵仙、大小蓟各钱半，苏竹沥一杯。用此等药，共两星期，诸恙大减，脉象濡大，仍嗳气，胃纳未强，腿足未健，肌肉黄黯，病久则肝脾已虚，宜治其本，余乃留方回京焉，概补脾如参、芪、术、草、山药、云苓，行滞如砂仁、广皮、法夏、豆蔻仁、鸡内金，补肝如杜仲、续断、木瓜、

① 阿斯必林：即“阿司匹林”。
② 推：当作“堆”。
③ 谓：当作“调”。

牛膝、鸡血藤、络石藤、桑寄生等类，每药不过一二三钱。别一月，函告痊好矣。叶天士治外感，参以轻疏，徐洄溪治热，取裁于三承气，治痰，取裁于三泻心汤，其知道也。夫又忆前二十年，在广乡居，有妇人负子而哭，余妻遇诸园外树下问之，陈姓业农，夫远出，子四岁，名苏，目疾久，日数十里赴澳门求医，胬肉遮睛，两目无睹，引至家求治。余曰：膜厚失明，余非专科也，奈何？却不获已，脉弦，肌黄而舌赤，善怒嗜土。余曰：此肝脾之积所致也。姑以白蒺藜、木贼、夜明砂、谷芽、鸡内金各二钱，青黛八分，白芍钱半，癞虾膜干二枚，川白芷钱半，葛根、柴胡各八分，上引之，另以蛇蜕皮一两，煮水煎药，别以龙眼树七枚，每日煎水，熏洗兼服，以去膜，十日后，左目有微明。即授以广西茶客，传余岳丈吴公绍芝疳积上眼屡验方，草决明八分，鸡内金一钱，白蒺藜六分，珍珠末五厘，共研细末，以不沾水雄鸡肝一具，夹药末蒸食，上药一料，分二次，用约半月，效甚。陈苏服过四十次，左目复明，合记之者，以杨君尊堂，嘱认余为谊亲，数年来候问络绎，陈君至今，年逾弱冠，余已北上，岁时必函候起居，信爱如此。悠厚如此，非惟两君感余。余实感两君矣，厚能载福，其愈也，天实为之也，余敢贪天之功，而以为己力耶！

（《医学杂志》1932 年 12 月）

年余目疾一旦解除，哮喘危症竟灸而安神哉

孟登州[①]

辛民幼女十三岁，父母为人佣工，患眼年余，症象眼廉抽缩流泪不止，每日两手挽头，不敢启视，医药罔效。夫妇仅此女，言及辄泪下不已，余不觉技痒，当将女唤至，症状如上，右眼内再起白翳如豆，当刺合谷、睛明、瞳子髎三穴，并谓如无效，明日不必再来。次日欣然而至，据云，已不抽缩流泪。复刺攒竹、丝竹空、临泣、风池、少商、商阳等穴，三次而翳退肿消，平复如常，自此

① 孟登州：民国时期医家，曾在《针灸杂志》发表文章。

群以为奇，名大噪。不到二十日，因天气不正，治愈杂症，三十余人内以中风伤寒病最多。

（《针灸杂志》1933 年 12 月）

头风目疾针到病除

刘伯钧[①]

一妇人年近四十，曾有头风目疾之宿恙，一日，忽发作甚剧，求治于生，为之针上星穴，未出针，而病顿愈。

又一老翁亦患头痛，二目流泪不止，左边牙痛，痛处高肿，生仍取上星穴针之，捻动约二分钟，病者流泪顿止，移时，齿痛、头痛皆若失，且针后未曾再发。

一妇人因操劳过度，致患头痛，已经四载，时发时止，发则甚剧，且必身热，卧床不可稍动，动则头目晕眩，某医为之艾灸数次无效，生乃针上星、头维、百会、风府、合谷等穴，针后身热已除，头痛较减，越七日，复针上星、太阳、风池、百会、合谷等穴而全愈。

（《针灸杂志》1933 年 10 月）

雀目之治效

胡剑华[②]

余新禄君，男，年拾七岁，润济堂药店之举徒。

病症：雀目症。

---

① 刘伯钧：民国时期医家，曾在《针灸杂志》发表文章。

② 胡剑华：清末民初医家，著有《伤寒论新注》一书，并在《三三医报》《针灸杂志》《绍兴医药学报》等期刊中发表文章多篇。

病状：日间目如常人，不过稍微觉胀，余无他。苦迨夜间则两眼全不见物，处于黑暗世界矣。患此症已连半年之久，百治不效。

治疗：针睛明泄、上星泄、神庭泄、百会泄、肝俞补。此穴灸五壮。

效果：一次全愈。

(《针灸杂志》1933 年 12 月)

眼科医案

张沛恩[①]

陈右双目赤肿如桃，眵泪腥臭，天庭眉骨，痛若斧椎，外视全失光明，暗中稍见灯影，两脉弦而硬，苔白滑中干，下则淋带，腥秽异常，且寒热时作，有似感冒。此属梅毒传染，热极生风，兹拟苦寒解毒，兼清木大重剂，以观其效。羚羊角，鲜生地，人中黄，山栀，生甘草，龙胆草，生石膏，石决明，知母，淡黄芩，鲜芦根，竹叶。

二诊：昨投苦甘寒凉重剂，稍具成效，寒热不作，口渴思饮，苔转微黄，痛则时作时止，仍宗前法加生锦纹以泻之。

三诊：羚羊白虎，重剂两投，痛止脉平，眵带腥秽亦减，目肿微消，启睫视之，白睛高突，有似鸡冠，黑睛仍陷，瞳神混沌，外视无光，皆由热毒蒸灼所致。仍主解毒泄浊，以清其源，佐以滋润，俾保神光。鲜钗斛，大白芍，丹皮，玄参，生军，知母，甘草，鲜生地，女贞子，黄芩，决明，山栀，竹叶。

四诊：静观症状，愈已过半，二目白睛硝平，瞳神隐现，视物微明，但尚未能分辨菽麦，今以四物五子兼消余毒法。钗石斛，全当归，菟丝子，女贞子，车前子，肥知母，大白芍，干地黄，枸杞子，覆盆子，竹叶，灯心。外治法：初用珠黄清凉散，继用八宝珠黄散。

(《医学杂志》1934 年 10 月)

---

① 张沛恩：民国时期医家，曾在《杏林医药学报》《医学杂志》《神州国医学报》等期刊中发表文章多篇。

漏脓眼治验案

刘淑士[1]

姓氏：陈家小儿（寻邬鸡子叫人）。

年龄：生下五十余日。

病名：漏脓眼，因生时过产门染白浊细菌。

病状：诊时，左目白珠发红，眼胞微肿，时流出多量目汁，右目黑珠中心有白点，神水混浊，白珠微红，时淌出稠脓满眼沿，两目日间不开，夜间略开，经过五十日。全体无他病状。

治法：治左目，用川连五分、黄柏钱半、秦皮钱半，蒸水，日夜点五六次；治右目，用杏仁二粒（去皮），轻粉二厘，朴硝五分，川连五分，共末，用乳汁调稀，蒸熟待冷，日夜点五六次；治乳母，用龙胆泻肝汤加黄柏、川连，服过二剂。

效验：左目，右目，各用二剂点之，左目先愈，右目后愈，治疗经过约二星期。

（《光华医药杂志》1936 年 4 月）

风毒眼疾案

陈芝高[2]

病者：范杰五男，毓文（即余同学范毓枝君令弟），十一岁，住茶山墟。

原因：感冒风毒，上午清窍，故成斯疾。

症候诊断：两目红肿，畏火羞明，时见痛痒，脉浮舌白。此风毒上干之眼疾也。

---

① 刘淑士：民国时期医家，曾在《光华医药杂志》《现代中医》《国医砥柱月刊》发表文章多篇。

② 陈芝高：广东东莞人，曾加入上海名中医陆渊雷遥从部（函授），1938 年个人独立开业，1950 年毕业于广东省中医进修学校。毕业后在东莞太平人民医院中医科工作，1960 年至 1985 年任太平人民医院副院长。著有《中医对钩端螺旋体病的初步认识》等论文十余篇。

疗法：先以生姜汤消肿止痒，继以祛风解毒收功。

处方：鲜生姜一两五，清水一碗，煎取半碗，顿服之，然后食药。

僵蚕二钱，金蜕二钱，甘草八分，浙贝二钱，白蒺二钱，南豆花三钱，木贼钱半，防风钱半，荆芥一钱，苓皮六钱，杭菊钱半，冬桑三钱。

效果：三剂痊愈。

（《文医半月刊》1936年10月）

暴发火眼、云翳遮睛验案

孙鸣第[①]

患者：饶阳西张岗村，刘桂馨，年二十五岁业商，忽患目疾，不信西医，故令治愈。

原因：事繁，任重，急火上升，致令眼发暴起，不可制止之势。

症候诊断：左目红线绕睛，黑睛突然高起，云涌翳遮，不能睁眼，已经七八日，不堪痛苦，幸经王清臻君，介绍始来尹就医求诊于余医疗。

疗法：利气，行血，清心，降火，退翳，除赤，之方照方服一二剂，定能见效，兼点药。

处方：赤芍钱半，丹皮钱半，川朴二钱，榔片（炒）二钱，枳壳二钱，酒川军二钱，菊花赤色三钱，青皮三钱，陈皮三钱，柴胡二钱，蔓荆子二钱，胆草钱半，桑叶钱半，蛇衣（炙干）钱半，元参钱半，生地二钱，寸冬三钱，盐知母二钱，川柏一两，薄荷五分引水煎服。

效果：二剂翳膜尽去，眼已睁开。

复诊：照前方稍为加减，因翳膜乌有，减去蔓荆子、龙胆草、蛇衣、榔片，共去四味，加入枯芩二钱，再脉又一二剂。

效果：前后服药共仅四剂，豁然全愈，今则眼珠黑白分明，无异常人矣，以

① 孙鸣第：天津人，曾联合医界同仁筹设“天津中国国医专科学校”，为近代天津的中医教育、为培养中医人才做出了贡献。曾在《国医砥柱月刊》等期刊中发表文章多篇。

其效果昭著，故特走笔录之于纸，用呈北平国医砥柱月刊社以资证明，而颁普济。

（《国医砥柱月刊》1937年1月）

国医眼科头痛睛障，隐涩难开

孙鸣第

田女士，夫家北齐村，年二十八岁，系刘振兴之儿妇。

诊断：头疼目睛胀饱，误服祝学凯燥药，致使头疼加重，夜不能眠，目疾作矣。

原因：感于针线劳碌，血不得养所致，水不济火，头疼而睛胀饱也。

症状：眼眶发酸，目珠胀满，头疼太甚，用头顶墙，隐涩畏光，已经六七日，口苦舌燥，饮食不思。

处方：蔓荆子三钱，赤菊花四钱，决明子四钱，桑头不落霜后之叶三钱，芥穗钱半，卜[①]荷叶钱半，生石膏钱半（为粉），川芎钱半，蕤仁霜三钱（去粗皮，去油，为霜），川贝三钱（打），苦杏仁钱半（炒，去皮尖），蝉蜕钱半（去土净），大生地三钱，黑元参钱半，寸冬四钱（朱砂拌），枳壳二钱（炒），蒸川军二钱（打），引加制乳香、没药细末各一钱，药水煎送服。

效果：一剂轻快，二剂头疼止，三剂睛胀除，四剂加入当归三钱，又服二剂，诸症消失，复明如初，特录此方，介绍阅者。

（《国医砥柱月刊》1938年10月）

单方治愈夜盲症经过

佚　名

民国廿七年三月间，有同乡青年伊文慧，由唐山返里，其人性傲多怒，在

① 卜：疑作“薄”，下同。

唐山荣华顺业商(现已改业),常工作于电灯之下,因得夜盲症,昼间视物如常,惟至晚间灯下则视物恍惚,迷离不清,商治法于余。适有同事杨蔚然在座,因云彼在关外作事时亦曾得此症,到医院求治无效,有友授一单方,系用生羊肝一具,以竹刀切片(忌铁器),置砂锅内(下盛水,上横以木棍,置羊肝片于其上,无砂锅,砂碗亦可),蒸熟蘸明目羊肝散,食尽一次而愈。伊文慧当即照方制备,惟明目羊肝散,药铺并无售者,仅将羊肝如法蒸食之,一次而愈。因思肝开窍于目,此人善怒伤肝,是以夜盲,乃取脏器疗法以肝补肝,竟获奇效。如以科学研究之必有相当之理由,勿以价廉简单而忽之也。

[麟按] 羊肝含维他命 A,夜盲是其正治,请参阅拙著医话。

(《中国医药月刊》1940 年 11 月)

眼球突出之治验

叶华林[①]

眼球突出,乃系眼球从眼眶突出也,其原因系由炎病、肿瘤、眶损伤、眼球增大、邻资扩张、搏动性突眼、海绵状血栓形成、突眼性甲状腺肿等,有时因慢性肾炎,或肢端肥大病(手足面肥大症),间或因眼直肌瘫痪,及因该肌断腱术后所致,此症究属重大,非推本穷源,老于经验者,不易疗之。癸未仲春,本邑策武乡黄则曾先生之孙,生甫五月,据述患前无任何全身症状,仅右眼白仁微发炎,初以小恙,未加注意,其后眼球逐渐膨胀,迨来城就诊于某医院时,其眼球已眼大如乒乓弹,突出眶外,上下胞皮肿且翻出如层,有脓样溢液,兼流血水。经治旬日无效,乃更医于留日眼科学士某君及留美某博士处,咸主用手术摘出眼球,否则有性命之忧。某博士且谓即将眼球摘出,似亦为时过迟,至生命,右眼不去固危险,去之亦难期必愈。其祖母与乃母以其眼球摘之与否,都属难保,何必多使受种种苦痛,不若一求试于中医。拒

① 叶华林:民国时期医家,单方实验研究社社员,曾在《国医砥柱月刊》《华西医药杂志》等期刊中发表文章多篇。

某中医又因不分秉赋之强弱虚实，竟予却风清热药服之，是夜患儿复添彻夜烦燥下[①]眠，啼哭泄泻，次日更形不支矣。其家人至此遂告绝望，惟垂泪饮泣而返乡。岂料途次人睹其状者，或教之来求治于愚，当详查其角膜微显混浊，巩膜稍有充血，而神疲色苍，且兼泄泻，衰弱已甚，若不先为之调和中土以扶本培元，增加抵抗，仅徒事治眼，恐眼未疗，而儿命已丧也。遂为疏方，用西潞党钱半，云苓一钱，焦术钱半，炙甘六钱，生山药一钱，酒芍六钱，杭菊五钱，广皮二钱，生石决八钱，又缘微有痰嗽加杏、贝各五钱，茜草根五钱(本品陈无[②]咎先生谓可治子宫脱腔，愚以借治眼球脱眶，惟陈说注何书已忘却)，加煨姜、红枣引水，日两剂作内服，外洗月石、胆草、生军、桃仁、生乳香、生没药、赤芍、桑叶、卜荷、荆芥、广三七之属，并用加减消风散(川连二钱半，细辛钱半，当归二钱半，杏仁二钱半，北风二钱半，白芷一钱，生军一钱，乳、没各一钱，芙蓉叶钱半)为末，以大生地和蜂糖同捣敷上下睑肿处，一面兼点三星丹合通明五灵脂粉。两日后复诊，胞睑肿已起绉，略能睁，泄泻、痰嗽与虚烦不眠亦愈。愚以方已中的，仍宗前法。治疗未及半月，肿胀已平及半，惟胞翻如唇者，改用三星丹加乳没粉并涂翻处，调治月余，而眼球脱眶与胞翻已平复如好眼无异，角膜之溷浊[③]亦明。今已同龄，体强活泼，其家人感愚之惠，迄过从有如亲戚焉。夫迩年上级社会与西医每讥吾中医为不科学，观此一案，不知其作何感想也。附志如此，以为治斯症之增一治门云尔。

(《国医砥柱月刊》1946 年 11 月)

① 下：疑作“不”。
② 当作“无”。
③ 溷(hùn)浊：即混浊。溷，通“混”。

第三章　眼科医论医话

【导读】

本章篇数较多，共收录了眼科医论医话类文章46篇，按照发表时间顺序依次排列。大概可以分为四类：

第一类，眼科传染病的病因病症和预防方法。中国近代眼科传染病多发，由于西医知识的传入，医家对眼科传染病也有了更加全面和深入的认识，近代中医药期刊中这类文章的刊登量也比较大。其中，《东方最多之眼病（椒疮、粟疮）》介绍了椒疮、粟疮在当时国内的状况，以及椒疮、粟疮的病因症状和预防方法；《天行赤眼为流行病论》阐述了眼科传染病天行赤眼的症状、传染途径和治疗方法，尤其提此病与疫病同类，生大黄为治疗这类疫病的要药；《脓漏眼预防法》《再染脓漏眼之失明》作者为同一人，他在两篇文章中对此病的病因、病理、预防方法等方面进行了阐述，并且通过临床实例的治疗发展过程，说明了漏脓眼的凶险，这对于当时卫生条件比较低下的普通百姓来说，确实为其预防漏脓眼的发生提供了方法指导，对减少漏脓眼的发病有一定的意义；《沙眼》一文记录了沙眼（颗粒性结膜炎、椒疮、粟疮等类似疾病）的病因、病理、治疗方法、日常防护等内容；《试述沙眼症之原因、证候、病理诊断及类症鉴别并详述中西应用有效之验方》从病因、病理、证候诊断、鉴别诊断、中西医药治法等方面来讨论沙眼；《可怕的沙眼》《沙眼之证治》都是从各个方面论述沙眼的。在近代中医药期刊出现的眼科疾病中，沙眼所占的比重还是很大的，对沙眼的中西医学方面的认知也是比较全面的，这也说明在民国时期，沙眼的发病率是比较高的，因为病例多，所以研究也比较深入。

第二类，用中医和西医两种理论来阐发眼科疾病。近代由于西方科学和西医学的传入，很多医家也都在不同程度上学习和接受了西医学知识，因此也出现了很多用中医和西医两种理论来阐发眼科疾病的文章，比如《倒视考证》一文，以“倒视”这一眼病为切入点，探讨了中西医学对眼睛的生理功能和病理反应等理论的异同，理论虽稍显粗糙，但主旨是明确的，也就是说中医学和西医学各有所长，如果能结合起来融会贯通，则能发挥各自的优势，从而发挥医学的最大功效。这种中西医结合的思想，在“西学东渐”的大背景下，还是非常具有时代特征的。

《眼科五轮及其因症辨》文中先以猪眼为观察对象，将人眼的结构进行了一一阐述，大致跟西医学中眼睛结构相一致，又根据所观察之结构、生理之功能来说明中医眼科五轮学说完全没有依据，要么是出于想象，要么是凭空杜撰，完全不可取。本篇就是近代西学东渐大背景下典型的全盘接受西学，认为中医学理论毫无根据，实为糟粕，应当摒弃的具体体现，这类文章在近代中医药期刊中数量很多。他们认为中医学理论不科学，不可取，只有摒弃之才能促进中国医学科学的发展。现在看来，这类全盘西化、摒弃中医的思想，也是可以理解的。但中医理论博大精深，由中医理论指导的辨证论治，在由古至今几千年的临床实践中，取得了显著的疗效。临床疗效是衡量是否有价值的金标准，因此，我们要正确看待中西医理论和方法，合理结合，博采众长，才能在很多复杂难治的眼科疾病治疗中，取得好的临床效果。

《眼药的分析》这篇文章也非常有意思，作者用化学实验的方法，对当时市面上常用眼药的成分进行检验和分析，并得出初步结论，通过这样的方法，来研究当时的眼药，目的是“怎样用科学的方法来解释，来改良，来精制”，这种利用先进的实验方法，探索和改进传统药品的行动，读来觉得鼓舞和感动。民国时期中医科学化的风潮盛行，本篇文章的作者大概也是这股风潮的参与者。现在看来，这股风潮中的许多方法和言论有些不恰当，甚至有些会显得荒谬，但这些都是当时的医生和研究者们为了适应西学东渐的大趋势而做出的积极反馈。在近代西学东渐的大背景下，民国医家为了适应时代潮流，做了各种各样的尝试努力，不管结果怎样，这些尝试和努力都是值得鼓励和肯定的。没有当时的尝试，就不会形成现代中医学的理论框架，因此，我们不要苛求前人，认为不符合现代科学方法的尝试都是糟粕而厌之弃之，反而应该珍视前人的革新精神，学习之，共勉之。

《突眼瘿》介绍了中医辨证治疗甲状腺疾病引起的突眼。突眼瘿，其表在眼，其本为瘿，甲状腺疾病虽未见于中医古籍，但瘿瘤却是在中医治病范围里的。西医知识引入，也让当时的医生思考，如何将西医病名和中医病症相对应，并找到恰当的治疗原则和方法。

《中国眼科手术》和《中国眼科手术续》两篇，前者对中国的眼科手术大力推崇，后者却认为中医五轮学说过于玄奥，不似西医学眼科学知识客观。中医眼科的手术方法，来源也有待考证，因此要客观看待之，不盲目推崇与拔高。这两篇文章的观点冲突也反映了当时对待中医的两种有代表性的态度。

《论眼结膜干燥症之原因症状及国医治疗谈——补肝治眼》从西医营养学角度论述中医理论"眼病治肝"的科学性，认为古人的经验还是非常可贵的，应该用现代科学的方法，使先哲的方法发扬光大。这应该是当时"中医科学化"的代表观点；《黄膜眼浅说》指出黄膜眼用传统的中医辨证治疗方法存在的局限性，主张用刺孔等外治法来进行治疗。

由这些文章我们可以看出，在当时特殊的历史时期，医家们有的"全盘西化"，有的"固守陈规"，有的努力将中医"科学化"，也有的倡导客观对待两种医学，发挥中、西医各自的优势。不管是哪一种，都有其存在的客观原因和价值，设身处地，如果是我们自己置身于当时的时代里，是否能做出我们现在认为最正确的选择，是否能从时代洪流中挺立和坚守，真的不好说。因此，我们要对前人抱有宽容之心，要客观看待当时各种不同的思潮和言论，而不要过分苛求。

第三类，用传统的中医方法来阐述眼科疾病的病因病理、治疗宗旨和治疗方法，以及当时中医治疗眼病存在的问题和讹误。这一类文章仍然是近代期刊文章的主流，如《目光妄见论》从中医理论角度阐发了视物异常的原因以及中医治疗方法；《眼科一夕话》由国外眼科发达而我国虽眼科发源较早，但现状堪忧的情况出发，介绍了焦疮症、天行赤眼、白浊入目、夜盲、近视、远视等眼科疾病的预防方法和治疗方法；《眼科探源》用中医通用的理论来解释眼科，认为眼科虽是一个独立专科，但不能独立于中医理论之外，中医的阴阳五行藏象理论也都适用于眼科疾患，治疗眼科疾病也需要辨证论治；《辨五轮病源用药法》以眼科五轮理论辨证施药为引，为家族所藏的眼科秘法专著的出版提前预热;《眼科学及点眼退翳之研究》先阐发了眼科五轮等理论,又罗列了一些点眼退翳方;《治目刍言》作者结合实际,语重心长地讲明了眼科疾病辨证论治的重要性,医者的拳拳之心,溢于言表;《目疾不可概用凉散药说》也同样提出了"目疾不可概用凉药",这些文章从侧面显示了当时眼科偏重清热之法,而缺乏辨证论治的习惯,因此作者呼吁眼科医生,当然也包括其他临床各科的医生,都要根据患者实际,辨证论治,方能中病所,起沉疴;《眼病二则》与上篇也有相似之处,认为眼内云翳也不宜多用凉药,也不应轻易外用钩割之法,而是应根据实际情况灵活应用清、开、散、降诸法,以取得最好的治疗效果;《眼科内障秘诀》阐发了内障疾病的治疗法则;《目病汇说》论证了"眼内生红丝用凉药难退"和"眼中云翳未退不宜先利大小便"两种观点;《眼药之外点内服各有所宜论》提出治疗眼病应该内服药和外点药合理应用,才能取得良好的疗效;《说小儿疳伤眼疾》提出了小儿多食伤食而导致眼病的治法和防护,指出养护小儿宜忌多食偏食膏粱厚味,否则不利于小儿健康成长;《眼科针导法论》提出一些药石不能治之眼病,用针导而后能医者;《眼科钩针割烙之法论》讨论了钩针割烙等外治法在眼科疾病中的应用适宜和禁忌。主张虽然外治法有时效果立竿见影,但如果应用不当,也会造成很大伤害,因此必须谨慎;《眼科诊症论》强调辨证论治在眼科疾病诊治过程中的重要性,"辨症务求谨慎,施治切勿妄行,则治无不效,症自安痊矣"。

《眼科杂证浅论治法》辨证论治治疗眼病;《读徐恺先生复眼病二则、遗精一则之研究》中医辨证治疗眼病两则;《目疾治法概论》从中医理论角度讨论了眼病的内治法和外治法施治原则;《患眼者宜速治论》阐述了眼科疾病也要做到未病先防、既病防变;《目疾经验谈》提出了治疗小儿眼疾应以调理脾胃为关键的观点;《略述眼科病症》从病名、症状、病因、治法等方面论述了胬肉攀睛。

还有几篇文章,读来还是很有启发的,如《偷针眼治愈之鉴证并为刺疗术相类之印证篇续一言》讨论了利用身体反应点来治疗偷针眼的方法。某些疾病在身体上确实有反应点,如果能够知道这些点,并能准确找到这些点，施以特定治疗，那对于这类疾病来说可以说是有着立竿见影的效果，因此，这篇文章也提示我们临床医生在读书和实践中，尽量多留心一些这样的反应点，这样在临床治疗中，能够让某些疾病的临床疗效显著提高；《读陈伯涛先生所作眼珠见风流泪有感而言》虽简短，只是阐述了迎风流泪和漏脓眼的鉴别，但用意却是比较深远的。提示医家应当将各种疾病的症状表现和鉴别诊断了然于胸，临床上要用心区别，明确诊断，才能治法准确，药到病除。现代也是一样，医学关乎生命，医生一定要把业务基础夯实，不断提高业务水平，临床上还要细心、仔细，切勿一叶障目，诊断错则步步错，给患者造成不可挽回的伤害；《眼科简易补编序》阐述了眼科不仅是眼睛的疾病，也是颅脑、内科、伤科等疾病在眼部的反映。因此，眼科医生不仅要精通眼睛疾病，而且其他相关专科的知识和治法也要了然于胸，中医辨证论治的方法更是一切治法之根本，必须熟练掌握、灵活运用，才能在眼病治疗上取得理想疗效；《目科救弊弁言》指出当时目科著作多而不精，眼科用药方法也多有讹误，认为医家还是要谨守本心，多读经典，辨证论治，谨慎用药，才能有益于目科发展。这几篇文章言辞恳切，立意深远，非常值得现代的临床医生学习和揣摩，定会使之受益匪浅。

第四类，其他类文章。本章还收录了其他几篇较为有意思的文章，如《诈盲鉴别法》从侧面说明了当时军阀混战，征兵频繁，而老百姓为了躲避兵役而"诈盲"，这篇文章正是基于这种情况，提出了"诈盲鉴别法"，现在看来既有意思，也不免生出同情与悲哀；《瞳神变色释疑》用中医理论解释了当时报刊所载的巴黎女子瞳神随时变色的原理；《论"中医师考试"与"眼科选试"》以当时"全国中医师考试"以及中医师"分科""分级"问题为引，指出"各科应新旧并重"，不要专注于近代临床学科之分类，而忽视中医实际之情形，还希望能将"眼科学"列入选试科目，以"达到考试全国中医与整理整个中华医学之真义。"

还有一篇《在中国历史上出现的眼角睑缘结膜炎》，这一篇文章临床价值尚且不论，其文献学和训诂学方面的价值更突出一些，并且写作格式、参考文献标注方式也更加接近现代文献，可以说是近代文献向现代文献过渡的缩影。

目光妄见论

胡瀛峤

岐伯曰，五脏六腑之精华，皆上注于目，可知目光全赖精气之灌注。精气衰则昏，精气盈则明，此古今不易之定理也。乃间有寒热失调，饮食不节，则两目失明，奇形万状，症类不一者，且有无中生有之症，如旗旆飘扬，有类蝇蛇飞伏之状，仰视则上，俯视则下，甚至人兽往来，常在目前，倏生倏灭者，非妖怪之作祟，实胆肾精气之不生故也。盖胆贮绿汁，上通于目，肝又窍开于目，肝胆既相为表里，其精气之交注于目可知矣。至于精王含也，内具白膜，上系心胞，下穿翳髓过瘠气，而达脑，精气由是而生，伎巧即由是而出，此西医之所以重脑也。惟上有脾胃盖之，胃主纳谷，脾主消谷，饮食入胃，化为津液，液从胃肠之吸液管入血管，过肝入心而化赤，津由肺并出而为气，肺藏魄，体质轻松，悬系气喉，管窍甚多，下达肾脏，肾脏足，则脑髓亦足，而目自明矣。倘一脏受损，四脏俱亏，生生之气，一有所阻滞则元府失调。神灵散越，宜乎正视则欹，视一如二矣。此皆肝胃为之患焉，原其致此之由，总不脱七情六欲，固非仅得之于外感也。盖血气俱虚，血虚则生风，风生火，火助风势而烁精，气虚则留湿，湿生痰，火因痰结而成形，所以物之明明而见之妄妄也。治法即制既济丸、还睛夜光丸，早晚兼服，静心调养，所见则自明晰矣。若任意妄为，则风、火、痰三者俱归胆肾二部，胆肾之精液耗散，巽风雷火，交相亢害，全体之运用失职，脑气受损，精膏即因之而败坏也。症变不治，丧明必矣。追溯上年来一江苏命妇，年逾二旬，体质肥胖，双目无光，蕃知病起时，常见蝶舞，手扑即无，盖因前医用平肝清热，一无奏效，至三月而目光渐失。据云目之如是，已越六月。诊脉沉弱，苔滑自汗，轮廓无恙，当投独参汤。兼服既济丸，调理三天，则视物略见，而瞳神终未免散大，更服滋阴地黄汤，倍五味子，进三帖。瞳神由渐缩小，光较前明，而夜寐自觉，黑暗之中，房中什物，无不了然于目，顷刻仍觉无光，此乃火水未济，气不归肾，而阳光外越使然也。早辰服加减八味丸，晚间仍服既济丸。如是二月，视物如常矣。此虚实之不可不辨，而医药之勿谓不灵也。

（《绍兴医药学报》1908 年 6 月）

眼科一夕话

陈 滋[①]

眼科之学，我国发达甚早，汉唐时代，炮烙针钩之法，实已应用，他如白内障用拨落法，倒睫眼用夹起法，在中古之世，不愧称绝技。惜后继少良医，良法划地而无进步。至近世则西法日新而月异，古法遂湮没而不讲，吁可慨已。鄙人近年出洋研究新医术，于眼科尤加意焉。每取外国情形，与本国相比较，不禁一喜而一惧。喜也者，喜炮烙针钩诸法，实开西法之先河，他日眼科史上，汉医当书以特笔，此实中华民国可喜之事也；惧也者，惧东方最多之眼病，为 trachom（日本名トヲホム），即古书所称焦疮症[②]者是。其病初发数年，毫不自觉，惟偶受外感，即发火眼而已，继则赤热不退，流泪不止，睫毛倒冲，刺破乌睛，赤膜下垂，遮蔽瞳神，卒至失明。在日本其病已蔓延全国，其国人畏之如虎矣。我国焦疮症之多，不亚于日本（敝处小学校，仅有学生五十四人，而患焦疮症者，多至十人，问其家族，则其父或母常苦眼病，其兄弟姊妹亦屡发火眼云云）。而国民卫生智识幼稚，不尚清洁，不知禁忌，手巾则彼此共用，指爪则留以藏垢，从此眼病之蔓延，将无所底止，此实中华民国可惧之事也。今共和告成，万几更新，而此摧残民力之焦疮，犹听其盘踞作祟，此则吾眼科医家之大辱也。为此先将眼病预防之大略，述之如下，俾我同胞知患而预防，其亦强种之一法欤。

---

① 陈滋（1878—1927）：浙江奉化人，出身中医世家，毕业于杭州同仁医学堂，曾专职医学类书籍的翻译，译有《中西种痘全书》《病理通论》《育儿全书》《人体解剖学》《新脉经》《西药调制法》《健脑新法》等著作。后留学日本，专攻眼科，1912 年回国，创办上海眼科医院，并任院长。整理大量中西眼科医籍，1926 年著成《中西眼科汇通》，该书 1936 年由其子陈任整理刊行。

② 焦疮症：与前文所讲之椒疮症同。

(1) 焦疮症最易传染。一家之中如有患此者，宜速医治以绝其病根，手巾面盆，切不可与健者共用，以免传染。

(2) 小儿多眼脂者及迎风流泪者，必有焦疮症，宜及早医治之，未全愈，不可入学校，以免传染他学童。

(3) 壮年之人，常苦迎风流泪者，或一年必发火眼二三次，或每周年必发火眼者，其人多有焦疮症，宜速诊治之，并宜力行清洁法。

(4) 老年之人，苦流泪、多眵、昏花无光者，其眼必有焦疮症，手巾面盆，即宜区别，不可与无眼病者共用。

(5) 眼病之传染，大半由于手巾，如他人之手巾以及不洁之布片等物，切不可用以拭目。

(6) 作工者倘遇飞尘入目，眼涩流泪时，务宜闭目静息，以待其自行消失，切不可以手拭目，因作工者之手多不洁，恐污秽入目，反致惹起大病，故无论何人，宜常洗涤其手。

(7) 天行赤眼，暴发火眼，初起之时，但用硼酸一茶匙，冲开水一茶杯，用清洁棉花，浸此硼酸水以洗眼，一日洗五六次，三日必全愈，此硼酸水不但可以治眼病，并可以治各种杂病，如咽喉痛、牙根烂、舌头破等，用此硼酸水漱口，其效亦如神。又打伤跌伤肿起之时，以及疔疽初发之时，则宜用清洁之布片，浸渍此硼酸水掩覆患部而包裹之，亦有伟大之效果。至于硼酸则药房皆有出售，其价不甚昂贵，每磅价洋三四角。

(8) 白浊入目，其症最险，未及四五日，乌睛即破出，故流白浊者，手指手巾，俱须常洗，以免白浊入目，夜卧中及晨起时，尤不可以手拭目。

(9) 流白浊时，如发眼病，必系白浊入目，须防乌睛破出，宜速医治之，并宜力尚清洁法，以防传染他人。

(10) 月内婴儿发眼病，须防母之白浊入目，其乌睛破出尤易，宜速延眼科医诊治之，而不可怠忽。

(11) 小儿出天花及发痧子(即瘄子)时，如目闭不开，宜速延眼科医诊治之，因天花与痧子，最易伤目，有闭目未三日，即乌睛破出者。

(12) 疳病虚弱小儿患目疾，宜速延眼科医诊治之，因疳病易伤目，有闭目四五日，即乌睛破出陷落者。

(13) 烂沿风，皆因眼沿拭破而生，愈久愈难治，故眼多泪者，可用手巾轻抹以治泪，不可乱拭，眼沿稍红者，即宜医治之。

(14) 夜盲多系亏症，古方用鸡肝散，其效如神。东西各国近来亦用之，但不惟鸡肝，猪肝、羊肝俱佳，不必加朱砂冰片，但和盐与水煮烂食之亦效。如服肝无效，必系眼底有病，宜请眼科专家诊治之。

(15) 近视眼视远物而恒不能见，其不便无论已，即看近物时，因目与物过近，眼之用力过度，易致疲劳，甚则至于失明，故近视必须戴近视镜，且宜谨守调护法，方可免后患。近视镜必请眼科专家较准目力与度数，方可佩戴，否则过深过浅，俱不免有害者也。

(16) 老花眼戴老花镜，则视不劳力，进行即缓，俗反谓老花眼戴眼镜则日加深，此等误解，东西各国亦相同，急宜破除之。但老花镜不良，亦害眼光，必须请眼科专家较准目力，方可戴用。

近视眼专发生于青年，而至于学生则尤多，其度高者，不但不便而已，且有时失明，故患近视者，第一须慎选职业，第二须熟知调护法，第三须戴近视镜，如此方可以免后患：① 凡近视眼者，不宜习刻字、雕图、打样、写画、刺绣等种种之近视职业，如不得已而为之，则眼与物须距离约一尺许，因眼与物愈近，则用眼力愈多而近视愈增恶也。② 写字读书俱宜以大字为最佳，凡细字密画以及黑白不甚分明之书籍，均不可久视。③ 写作之时，必须光线充足。若早晨、薄暮及灯火不明之时，光线不足之室，切不可作写字、读书、雕刻、缝刺等之细工。④ 写作之时，灯宜置于左侧，则光无阻隔，灯上宜架白罩，则光线不直射，火焰宜静稳，不使摇动，则视线不乱，眼不疲劳。⑤ 写作之时，椅与桌须接近，体宜正直，背宜挺伸，头毋前屈，否则头部逆上，眼内充血，近视易增进。⑥ 案桌之面，最好作成斜面，使视线与桌面成直角，则视瞻毫不费力，而近视不进行。⑦ 写作等事，不可持久，每注视一时间，必须休息十五分钟，最好每近看四十五分后，必远望十五分时，则眼不疲劳，近视不进行。⑧ 火炉边不可看书，夜中看书，颜面不可近灯火，以免眼内充血。⑨ 凡乘车时以及横卧时，不可看书，因视线摇动与不正，俱不免于费目力而招近视。⑩ 近视日进，两眼苦楚时，宜休业，戴黑镜或居暗室而静养之。⑪ 近视眼镜，必须请眼科专家较准目力与度数，方可购用。初度近视眼，惟远看须戴眼镜，近看时则不戴亦可；中度近视眼，不论远近，须常戴眼镜，则远看既明了，近看不必接近，自可免眼力之疲劳；高度近视眼，须带二付眼镜，一深一浅，深者备远看用，浅者备近看用，则视不费力。

（《中西医学报》1913 年 5 月）

倒视考证

王葆年

读本报第二期，《景景医话》有倒视一则，历引古贤医案，证明其病因为痰火与虚立论，固是惜文，义简单其说，未能畅申，殊为阙憾，不佞在位谋政，敢参合中西学说，略陈梗概，或有背谬之处，深愿有道之士一驳正焉。

夫视物颠倒之证，考诸中医书籍，谓气血不正，则阴阳反复，真元损伤，阴精虚弱，而阳邪上干则运掉，神光坠没则视物颠倒，别其因风、因虚、因痰、因火而治之，他如神光自现，黑夜睛明，视正反邪，视定反动，视一为二，视赤如白等证，亦皆不外乎以上各条之立法耳。复考全体新论，合信氏曰眼无脑气筋则不能视，又有云脑筋衣在眼球之内源，由脑出即目根蒂，又有目系俗名目根，为一目之纲，前连睛球如瓜之蒂，透过目窠骨孔两系即相交贯，然后入连于脑，此三者有视物之作用，即希蒙博士所谓视神经者也（以下即以“视神经”三字为三者之代名词）。按西医之着眼在脑，中医之着眼在气血，此物质与哲理之分也。夫视神经正则视物自无乖戾，视神经乱则视物无不变形。设气血上壅则视神经被逼忽离原位，或挟痰火，视神经为其所压而不能还归原位，视力于是乎错乱矣。试以无目病者，用手指按捺其眼球，使侧于一面，则视物必变一为二矣，更试将身作急促之旋舞，目必不能舒张，停止后物皆旋转而身亦颠倒不能自主矣。盖旋舞则气血大乱，视神经亦不能镇定故也。吕沧洲案、陈吉老案，论治当矣，论因则犹未也。考《九灵山房集》病者，因醉而吐，因吐而成倒视，吕仍以吐法治之。盖吐则气血上壅，视神经为气血所迫，遽离原位，再吐之则气血复壅，激刺视神经使之复其原位，而其病自愈矣。岂真倒其胆腑，遂能使视物亦颠倒耶？又考《云麓漫抄》，乃视正反邪之症也，富人之子，情志必极。《经》云五志过极皆为火，火有余便是痰。况嗜酒之人，气血必因提激而紊乱，醉后便卧则痰火更乘其紊，提之气血上壅于脑，压住视神经，则视正为斜，视斜反正矣。吉老设乐开宴，正所以娱其志，使气血平和也，气血平和则火自消熄、痰自运行矣，其使之醉坐轿中倾倒辗转者，亦所以激刺其视神经，与吕沧洲案异途而同归耳。肝叶倒搭于肺之说本非定论，何足为训？《灵枢》有云：目之系，上属于脑，后出于顶中，适与合信氏所言切合。然则华医论目，亦何尝不以脑为主体哉！第发展脑之作用在乎血，运行血之机杼在乎气，故治此症者，要当以调和气血为主，而相其风虚痰火而损益之，则根本之气血既顺，则标末之视神经自正，而种种正反颠倒之视力，又何患其不愈哉？西医仅知脑而不知气血，中医只知气血而不究其所以然，合中西学说而贯彻之，斯两得之矣。

（《神州医药学报》1913 年 9 月）

东方最多之眼病（椒疮、粟疮）

陈 滋

吾东方人最易染之眼病，为椒疮、粟疮。在日本自都府市镇以至于山陬海澨[①]，无处不患椒疮、粟疮，其医家目为国民病，其国人畏之若虎，避之惟恐不远矣。吾国椒疮、粟疮之多，不亚于日本。吾去年回乡，查检小学校学生之体格，五十四人中，患椒疮、粟疮者多至十人。问其家族，则其父或母常苦眼病，其兄弟姊妹亦屡发赤眼云。吾自去年在沪设眼科医院，至今已届周年，统计受诊之病，椒疮、粟疮实占百分之六十五。

椒疮、粟疮之性甚恶，故极为可恐：① 传染甚易。一家之中，有一人患

---

① 山陬（zōu）海澨（shì）：陬，角落；澨，水边。指遥远偏僻的地方。

椒疮、粟疮，则他人必被其传染。② 病期甚长。轻者治法得宜，亦须数月，重者无终期，甚至终身不治。③ 病势甚慢。初发数年，多毫不注意，及发觉则病已极重，不可救药。④ 必侵乌睛。轻则生翳，重则上珠，以致失明。故美国海关检疫令，凡东方人上岸，必检其眼有无椒疮、粟疮，若有椒疮、粟疮，即不许登岸。日本之小学校令与征兵令，有椒疮、粟疮者，必令其治愈，方可入学进营。今吾国患椒疮、粟疮者甚多，而国人对之，犹毫不自知，此实大可恐之事也。故略述其病象如左，俾吾国人家喻而户晓，庶可防患于未然矣。

椒疮、粟疮之病象，先在胞睑内密生细蕾，从此多脂多泪，时发赤眼，继则乌睛生花，赤膜下垂，视力昏矇，赤眼长不退，终则胞睑内卷，睫毛倒冲，乌睛被刺，障珠继起，从此名题盲籍，人生幸福，被消尽矣。

椒疮、粟疮之治法虽多，然未有特效药，终不能防再发，此实医家之大憾也。故未发之先，宜力尚清洁，以防其传染；既发之后，宜受适当之治法，且须耐心持久，以绝其病根；既愈之后，宜随时保护，以防其再发。如此庶可以免失明之苦矣。

椒疮、粟疮看破法：① 凡人每周年必发赤眼或一年必发赤眼数次者，其眼多有椒疮，宜速延医诊查之。② 不论老幼，常苦睫毛擦眼者，必有椒疮，宜速医治之。③ 不论老幼，常苦流泪多脂，赤眼连绵不愈者，必有椒疮，宜速医治之。④ 胸[①]睑内密生细蕾如杨梅者，即是椒疮、粟疮，宜速医治之。

椒疮、粟疮预防法：① 手巾面盆，为椒疮、粟疮传染之媒，宜各自备置，不可通用。如不得已之时，必先用肥皂净洗，然后可用。若在平时，切不可用他人之手巾乱拭头面。② 旅行时必带手巾，则止宿中可不用他人之手巾，以防椒疮、粟疮之传染。③ 茶楼酒肆、浴堂戏馆内之手巾，为众所公用，最易为椒疮、粟疮传染之媒，慎勿轻用（必用沸水泡浸或可无患）。④ 常用之手巾，每日宜用肥皂清水净洗之，凡不洁之手巾，切不可用以拭目。⑤ 手指宜隔三四时，必用肥皂清水净洗之，因目不快时，必用手指拭之。若手指不洁，最易传染椒疮、粟疮。⑥ 在不洁之空气中作业，与用不洁之水洗眼，

① 胸：疑作“胞”。

皆易染椒疮、粟疮，宜力戒之。⑦ 发赤眼时，易染椒疮、粟疮，宜速治愈之。⑧ 已患椒疮、粟疮者，切不可与之同食共寝。⑨ 雇用婢仆时，必检其有无椒疮、粟疮，若患椒疮、粟疮者，切不可用。⑩ 家中有患椒疮、粟疮者，宜速治愈之，且勿使与健者共盥洗同寝食。⑪ 校中有患椒疮、粟疮者，宜令其退学，未全愈，不可入学，以防传染他学生。⑫ 营中有患椒疮、粟疮者，宜令其入医院，未治愈，勿使归营，以免传染他兵士。

（《中西医学报》1913 年 12 月）

脓漏眼预防法

陈　滋

人之器官，最要者为眼，而眼病之最险者，为白浊入目，七日之内，流脓无间断，遂使双目全瞽，名曰脓漏眼，又曰风眼。

白浊之毒为淋菌，入目后过一昼夜，即暴发赤眼，胞肿如杯，睑硬如板，目不能开，至第二三日，眼外流脓如牛乳，拭之不尽。此时乌睛多化脓而溃烂，及治愈已结白斑，甚则乌睛全破，睛帘脱出而成蟹蛛，及治愈已成旋螺，试就世间瞽目，乌睛变白如覆白壳，及乌睛突起如附旋螺者，查其当日发病之状况，知大半为脓漏眼之结果也。

白浊入目，不由于内攻，而出于外感，外感之路，大半因手指手巾不洁，含有淋菌，拭目时，淋菌入眼，遂致发病。预防之法，以灭绝淋菌不使入眼为无上之法，试详述如下：

(1) 男流白浊者，女多白带者，宜令其熟知白浊、白带入目，能发脓漏眼而失明，使讲自卫之法，并速治愈其白浊、白带，以免危险。

(2) 凡患白浊者，手指与手巾，宜常洗以防染淋毒，夜卧中及晨起时，尤不可以手指拭目，以防淋毒引入眼中。

(3) 医师治白浊后，拭过手巾，宜悉数烧毁，用过器具，宜十分消毒，手指尤宜净洗，以防自染或染人。

(4) 公厕之门钮，旅馆之枕被，浴堂戏园、茶楼酒肆之手巾，皆不免含淋毒，宜小心预防之。

(5) 青楼为淋毒之巢窟，寝食其中，实甚危险，尤以手巾为传染之路，宜小心避之。

(6) 无论何时，切不可用不洁之布片或他人之手巾拭目，在儿童时，即宜养成自携手巾之习惯，如此不但可以防脓漏眼，并可以免各种眼病。

(7) 入浴时，头面与下身，宜分别洗之，切不可用洗下身之水与浴巾洗头面。

(8) 民间有取尿治眼病之习惯，万一尿中有淋毒，即能染脓漏眼而失明(余今年已实见一患者)，宜速禁绝之。

(9) 产母多白带，产儿每染脓漏眼，宜先时用食盐水清洗阴部，以灭淋毒。

(10) 初生儿以通不洁之产道而出，每染脓漏眼(余近四月之内治脓漏眼七人，初生儿凡四人)，产出时宜以清洁布片拭面后，直用新制2%硝酸银水点眼，以预防之。

(11) 洗初生儿，头面与身体宜分别洗之，洗头面宜用清洁面盆盛清水，用清洁手巾拭之，不可使污物入目，切不可用洗身体之盆与水洗头面。

(《中西医学报》1913年12月)

再染脓漏眼之失明

陈　滋

王某年二十岁，南京人。去年十月，左右两眼先后发脓漏眼，左目遂失明，右目结白斑而愈。现状：左眼珠甚硬，乌睛突出如笋，半透明，尖顶结钉翳，瞳孔稍散，视力全无。右眼乌睛下半部结大白斑，后与睛帘黏着，上部三分之一尚透明，瞳孔仅针孔大，点阿刀边水[①]，大放光明。知假瞳神术有效。

① 阿刀边水：应为阿托品的音译。

乃令入本院住养，在乌睛上部离白眼缘一分之处，刺三角刀而切开之，引出睛帘，剪去一部，新作瞳孔一分半大，如法包覆，经一周创口已闭，瞳孔完成。惟下部白斑未坚固，有血管数枝，自白斑贯瞳孔而过，致光明稍逊于常人，乃点黄降汞膏，用蒸气罨法，经三周全愈，步行出院，回南京。此前月（二年阳历十一月）间事也。

前夕（十二月十九日）十时许，该患者挈妻及妻母，复自南京来，叩门呼救命，谓目又瞽。急起视之，见其右眼胞甚皱，尚带紫色，知其眼睑经过极度之浮肿也。睑缘多附污秽眵粪，知其流眵极多也。急启睑视之，见其乌睛下部（即前日结白斑之部），突出蟹睛，如扁豆大，乌睛上部（即前之透明部）虽未破，而满覆红白障翳，视力惟辨明暗而已。

余语之曰，此病初发第一日，即睑硬如板，胞肿如杯，目不能睁乎？其妻曰然，第二三日，即流泪如乳，滚滚不息乎。曰然，经五六日，乌睛下部外角，即出小珠如蟹睛乎。曰然，乃告之曰，是因男之白浊毒，或女之白带毒入目，乌睛烂破，瞳神脱出，无法可救。夫妻三人，相顾而失色，因问其此次眼病，与去年十月是否相同，曰去年眼胞无此肿，流脓无此多。问其白浊有无再发，自云去年有之，今已全愈。

余前日治疗该患者，殊费苦心，今属再染脓漏眼而失明，殊抱无穷之感慨，因将再染之理由及失明之原因，略述如下，以供参考。

(1) 淋病与他传染病异，一度罹之，不得免疫质，反获感受性，故尿道淋病，往往再发。眼结膜亦为淋菌所乐居之黏膜，则再染脓漏眼，固无足怪。惟望一眼为脓漏眼而失明者，须知他眼有易染脓漏眼之特性，当加意保护，勿使再染淋脓而使两目全盲则幸甚。

(2) 男染淋病，必累及妻，本病者自云尿道淋已一年不发（但患者之言未可全信），则入眼之淋菌，或由妻之白带而受，亦未可知（前月中有某木匠与产褥中之妻同寝食而染脓漏眼亦其例也）。至入眼之路，为手指及手巾，已毫无疑义。

(3) 左目虽瞽，而眼球极硬，且无血管与浮翳，染毒比右目难，故获幸免（然淋菌入健眼一眼发病则他眼必不免，本患者左目已得感受性而能免再染,颇有研究之价值)。

(4) 右目白斑未坚固,故染毒较易,又白斑部抵抗力弱,故全部烂破,上方透明部力较强,故不破,然亦变污秽色者,因被脓血浸渍及血管密布所致也。

(5) 患者见电灯如红霞,在日光下能辨明暗,是因蟹珠胞略能透过强光,故有此几希之光觉,而患者以为尚有一线光明,希冀治愈,是不啻水底捞月,亦可怜矣。

(《中西医学报》1913 年 12 月)

眼科探源

田 焜[①]

目之于人,所关甚大,稍失其用,则终身坐废。顾其理至微至精,丛是科者,非察之以阴阳,证之以经义,开口举手便错,矧欲推究其本原哉。《素问·解精微论》云,水之精为志,火之精为神。又曰志与心精,共凑于目,眼科之理,毕呈于斯矣。盖目者,五脏六腑之精气上注焉者也,而气统于肺,精藏于肝,精为阴液,气为阳神,阴液灌于目,则能视物,阳神注于睛,则能辨色。精犹镜也,能鉴物而不能知物,辨色其能,知物辨色者,在乎神耳。故阴液之精上灌,得阳气之神与之合,阴阳合聚,命曰神水。目得此水而藏之,则能鉴能辨,能察能究,此目之所以为明也。阳神内衰,则视物不灵,阴液下竭,则眇无所见。《脉要精微论》:夫精明者,所以视万物,辨黑白,别短长。以长为短,以白为黑,则精衰矣。此所谓精即指火之精,以其合乎明而言之也。《灵枢·素问》:泣不止,则液竭,液竭则精不灌,精不灌则目无所见矣。此所谓精即指水之精,以其离乎明而言之也。要之合是二者观之,皆足为知物辨色,在乎精神合聚,而后明之确证也。精为阴液之最清,神为阳气之至

① 田焜:民国时期医家,曾在《神州医药学报》中发表文章多篇。

灵，阳气本归于心，而必统于肺者，以阳无阴则越，故借肺金以收敛之，阴液原积于肾，而必藏于肝者，以阴无阳则凝，故赖肝木以鼓动之，此阴阳互根之至理也。阴阳之理，能洞悉，于眼科之道，思过半矣。无如世之业是科者，原委之理，茫然不究，徒袭流传便方，便夸眼科真传，此正南阳所谓，各承家技，临症恣其所措也。每适昏瞶不明，则妄指阴亏，屡用补阴壮水而罔效，逢热肿红痛，则指为阳盛，投以清凉泄火而益剧，而不知两症多出阴寒内盛，何也？以阴盛阳衰，神不上注，则视物朦胧，或时恍佛无定，阴盛至极，雷火不根，震烈腾空，则现出红肿，甚或其睛突出，再投以苦寒，则阴霾益甚，而雷火更烈，非速用温热，拨散阴雾，引火归根，不瞽不止也。虽亦有因天行时令，热毒外染，或缘饮食不谨，积热内蒸，不禁寒凉者，然此百中仅见二三，乐进无难立愈，非若阴盛格阳者，比比皆是也。此其原因虽杂，要在临症时，取决于脉，脉虽变化无方，究亦不出阴阳五行。《脉要精微论》曰：脉理虽微，不可不察，察之有化，从阴阳始，始之有经，从五行先。盖阴阳五行者，脉理之要诀也。脉理者，万病之纪纲也，纪纲既得，千变万化，或死或生，尽归指下。故《经》曰：知其要者，一言而终，不知其要，流散无穷。此虽不仅为目科言，要岂目科所能外哉。

（《神州医药学报》1914 年 3 月）

辨五轮病源用药法

王肖舫

夫两目角红丝穿入白珠如线者，乃心火克肺金也，当用黄连、生地、炒栀仁、菊花以泻心火，肺金自得其平，白珠赤丝贯入黑睛者，乃肺金克肝木也，当用桑皮、黄芩、枳壳以泻肺火，肝木自得其平，黑珠凸出肿疼，两胞红肿难开者，乃肝木克脾土也，当用赤芍、胆草、生地、麦冬以泻肝火，脾土自得其平，两胞肿黑珠下陷难开，是脾土克肾水也，当用栀子仁、石膏以泻脾土，肾水自得其平。如兼见他症，则宜按经络究其来历，察其虚实，随症用药(如因气而病者,气为病源,以治气为主;因痰而病者,痰为病源,以祛痰为主,余仿此)。临症者宜按原因而拟药,不宜拘守眼科用眼药之套法也。

附白:余家五世习医,所藏各科之验方秘法甚多,正拟编纂成帙,颜曰《实验医铎》。因全书脱稿尚需时日,定议先将眼科、内科、外科、痘科、痧疹科、急救科、妇科、小儿科陆续发刊问世,大抵眼科今冬即可脱稿,内科、外科等来年接续脱稿矣。兹将披露数则略呈该书之内容耳。盖民国以来,医学大有进步,海内医家发明他科者殊不乏人,而独眼科尚无发明者,虽各医院刊行数种多宗西说,而于国粹秘法曾无道及者,故特先刊眼科,而请海内名家之斧正,余非仅守眼科者谅之。

(《绍兴医药学报》1920 年 3 月)

眼科学及点眼退翳之研究

杨燧熙

夫眼之黑白,比之若天之阴阳,地之南北,人之善恶。夫水轮(属肾)大于气轮者,其人善且寿;气轮(属肺)大于水轮者,其人恶必夭(见《神相全编》)。书云:其心正则眸子了然,人之寿夭善恶出乎此,贫贱亦发于此,一览即知,不待智者而明。又五轮八廓七十二问,更分为一百〇八症,名目甚繁,临床上徒滋惑乱,总不外六淫、七情、四气与外伤及痘毒、梅毒、习惯性、遗传性等,在世人条分缕析耳。故眼科学应通各科,急宜研究者也,因与脏腑直接相通,勿拘。两目属肝,肝取木,肾取水,水能生木,子肝母肾焉,有子母而能相离者哉?故肝肾之气充则精彩光明视力强盛,肝肾之气乏则昏矇眩晕,视力薄弱。统言之,目为肝之外候也。精言之,目为五脏六腑之精华所聚所司,如日月丽、天昭明而不可掩者也。其首尾赤眦属心,其满眼白睛属肺,其乌睛圆大属肝,其上下眼胞属脾,而中间一点黑瞳如漆者,肾实主之,是随五脏各有症应,然论其所主,则瞳子之关系重焉。夫翳之生也,若天之云雾，地气上为云，湿气结为雾，雾得阳光则散，云得风生则已，此自然之理也。至退翳一节尤关利害，大抵翳起于肺，肺经受热，轻则朦胧，重则生翳，如珍珠如碎米者易散，如梅花者难消。虽翳自热生，然治法先退翳而后退热，倘过用苦寒则血为之冰而翳不能去矣。更有赤眼凉剂投之过多或施之太早不反掌而冰凝者鲜矣。眼特一圆水，且水性清澄，尤不可点之过甚，切戒喜怒失节，嗜欲无度，穷役目力，泣涕过多，冒寒冲风，当暑受湿，日月不避烟火，饮啖热多而伤阴，寒多而伤阳。此皆患生于脏腑，为眼科学上总总之原因也。果能起居有节，嗜欲无心，恬淡虚无，若存若亡，戒除喜怒，撇去忧愁，静坐澄神，保护目力，放怀息虑，心逸脑安，调和饮食以养之，斟酌药饵以平之，如此者则可明察秋毫，何翳之有哉！

遂于九卷第十号(即一百〇二期)登有点眼去翳方，辱承逸人先生下问，意在预配以济穷黎，诚济世之为怀其立德，非泛泛也，鄙人钦佩之至，将来必收善果。尊云所疑者二端：一大针属金质，恐未能蒸化也，二恐具有戟刺性，倘是实症之翳膜及年深月久遮盖瞳人，何愁戟刺性之有哉。用之以代刀针，如翳膜渐渐转薄，兑蒸馏水少许，减其戟刺性变为平和，倘针不溶化，是蒸力缺乏也，多蒸一二星期，断无不溶化之理。点眼方及方意列下：

青盐一钱，胆矾一钱，苦杏一钱，砂仁一钱，明矾一钱，铜绿一钱，花椒几岁用几粒，乌梅七个，大针三支。清水泡饭锅上多多蒸之，以针化为度，用干净牙筷将此药水频频点于翳上，去翳良方，以代刀针之用也。

青盐，西番供食品用，又名羌盐、秃登盐、阴土盐、胡盐、戎盐，产胡盐山及西羌北地，味苦臭。又云甘咸而寒，色青明莹形方棱，入肾，专治目病，并疗上下出血，坚骨固齿，黑发乌须。

胆矾，又名石胆，味酸涩，性敛辛寒，入胆经而能上行，产坑中，乃铜之精液，其功用磨铁能作铜色，反此者伪品也。故具有化五金之力，何虑蒸针不化，点翳不退哉！并治喉痹、咳逆、涌吐风热痰涎形似空青色如鸭嘴者为上。

砂仁，辛温香窜，益肾快脾，能散寒止痛，并可化铜铁骨硬，出岭南，研用。

明矾，酸咸而寒性涩而收，能驱风杀虫，止血定痛，并治喉痹、齿痛、风眼等症。

铜绿，即铜青，酸平微毒，疗风烂眼及泪，治妇人血气心痛及金疮止血杀虫。

苦杏仁，辛苦而温入肺，驱风降痰，并治时行头痛与上焦风邪等症。

花椒，辛热纯阳，入命门补火，能下行导火归元，服之能温补下焦。

乌梅，酸涩而收，清热消肿，生津止渴，多食则损齿伤筋。

大针，考此原料属铁，又名黑金。时珍曰：铁截也，刚可截物，于五金属水，故曰黑金。本品取矿土砂，成秦晋、淮楚、湖南、闽广诸山中，及牧羊、平泽、枋城，或析城皆产，经炉冶煅炼成针，其时磨成细末者，谓之针砂。《本草》云：铁受太阳之气，始生之初卤石，产焉一百五十年而成慈石，二百年孕而成铁，又二百年不经采炼而成铜。铜复为白金，白金化为黄金，是铁与金银同一根源也。今取慈[①]石碎之，内有铁片可验矣。管子云：上有赭下有铁，气味辛平有毒，主治散瘀血，消丹毒，镇心安五脏。时珍曰畏辛咸酸，如花椒、砂仁、青盐、胆矾、乌梅皆此类也，凡草木药皆忌铁器而补肾药尤忌之，此方用针，正取伐肝之意，相畏相制，不尽化针及开元钱亦能蒸化以退翳也。

（《绍兴医药学报》1920 年 4 月）

治目刍言

徐德新

读十卷三号王君少舫所编治目，宜按原因而拟药，不宜拘守眼科用眼药之套法。二语旨哉，斯言深得乎眼科之奥矣！吾因之有感焉。夫目虽开窍于肝，而实则通五脏之精华，循脑筋，皆上注于目。考之血之精为络，即大小眦，属心火也，为血轮。筋之精为黑珠，属肝木也，为风轮。肌肉之精为约束，即上下眼皮属脾土也，为肉轮。气之精为白珠，属肺金也，为气轮。骨之精为瞳神，属肾水也，为水轮。又以五脏平和则目无病而常明。设有相触，

① 慈：疑作“磁”。

则五脏受病而害目。目现何脏部位昭昭可考矣。故上智之士，颐养天真，节劳寡虑，事理通达，心气和平，非特目力清爽而全体精神亦矍铄，年登耄耋者多也。不然稍有不慎，或因六淫外感，或因七情内伤，致感于外者必传于内，伤于内者必达于外，其病状不一。或内外瘴翳，或狂痛赤肿，千头万绪，变态多端，顾或者曰是不难也。目中诸病，均属火症，只以大剂凉药下之即愈矣。殊不知适遇实症，因此而奏效者，固属有之设，非实症而隐受其害者，实繁有徒，每见世之病目者，动以龙胆草、清宁丸、羊乌珠、羊苦胆之类频频服之，非遏火入内而不出，即因凉势伤元而益剧，迨病不可为，然后求医，大率类是噫何其愚也。须知眼科有一百二十一症，一症有一症之病因，即一症有一症之治法。病有在表在里，有虚有实，虽曰在表者，温之散之；在里者，下之寒之；在半表半里者，和之解之，虚者补之，实者泻之，此不过正治之法也。若夫不内不外之症，以及虚症似实，实症似虚，假寒假热等症，凡专是科者，安可不细心辨认，审慎周详，斟酌处方？更有老幼强弱，兼胎产、痘瘖、疳积之不同，尤宜随时注意，随症定方，断不能以眼科之套剂治之，得以扫除瘴翳，重见光明者也。譬之作文家须先认清题目，然后布局用意措词，笔笔跟定题窍出之方为得法。若以通套之文敷衍，则作者未见出色，阅者亦无意味，其何能取胜科场？病即题也，方即文也，则非特眼科如是，凡诸医理均犹是也。吾也学识有限，医理无穷，窥管之见，愿乞同社高明教之。

（《绍兴医药学报》1920 年 5 月）

眼病二则

王肖舫

一、辨眼内云翳不宜多用凉药

夫眼病每因有火，是火为受病之源也。云翳因火而生，欲退云翳，切不可遽然清火。盖眼病人每多心烦，心烦则五内发炎以应之，积久则株连邻近之肺，心肺合邪而上腾脑部，热高则随脑线下注于目。首先冲犯金轮，于是白珠生云翳，此时肺经一团热血也。肺毒蕴深，侵入风轮，于是乌珠生云翳，此时肝经一团热血也。倘误用寒凉过多，将热血冰住，不得流通，经络阻塞，而云翳赤丝死于睛上，必为不退之翳，俗名冷翳是也。治宜量其虚实，活血养血，发散清开，缓缓治之。须知云翳因火而生还得借火而退，火与云翳一齐退，方为正法。比方舟借水行，水以载舟，如无水则舟必停。此即云翳与火，有密切关系同理。每见各埠同志治眼，喜用凉药，利见速效，厥后贻害无穷，故作浅说以辨正之。

二、论退翳正法

夫云翳不能无故而生，又非自外界来者，大者为障，小者为星，薄者为云，厚者为翳，乃是气血津液凝而不行。又因逆气上冲，脑热下注，攻冲而熏蒸，眼眶内所分泌之津液，所以润泽眼球者，因内热攻蒸而凝厚，附着于眼球之上，始则昏，继则瞀，久则结成云翳。须知云翳之根，生在肝肺上，切忌过用凉药，凝滞经络，气血不得上升下降，非先用发散之剂，而云翳不能开。是以开手先用发散药(如羌活胜风汤及拨云散等)，使经络通利，云膜虚浮，然后量病议药，照依清开散降各法治之可也。

白珠赤丝云翳，根生于肺，乌珠云翳星障，根生于肝，必用大决明散(方载拙著《眼科新知识》，不日付印，兹不赘)，先把肝肺上火结的障膜，滋润虚浮，与肝肺离开，量用吹冲撣障之法。须知肝肺上翳膜，将同灵之孔窍闭塞，光明不得上升于目，所以渐昏渐暗，锢蔽失明。一旦将肝肺上障膜阻塞孔窍者揭下来，孔窍一开，光明发越，此时若不卫生，恣食煎炒煿炙，或情欲发动，内热一生，则障膜又产在肝肺上，体虚难任久药，不堪设想矣。

试思五脏六腑之清气升，则目光明，浊气升则目昏暗，各埠同人，只知用眼药退云翳，或用手术钩割，殊不知但能退浊气，不能升清气，以肝肺本源不清故耳。云翳既自肝肺而生，必须首先议病选药，先除脏毒，杜其来源，方为根治正法，人能点退或钩割眼中之云翳，不能钩割肝肺上之障膜，徒伤精血，难免云翳复生，钩割之非，于此可悟矣。

(《医学杂志》1923年2月)

眼科内障秘诀

王肖舫

内障虚热也，纯系肝肺虚热，攻冲脑部，日久不降，脑络发炎，脑油下注于眼球之水晶体，蒸腾液混，或白或绿不等，神水游走，神光不敛，或散大，或椒小，或枯黄，或枯白，各书虽云不治，如未经药误，亦有可治者。至于金针可拨割切可去者，乃是内翳非内障也。盖壮者瞳人如墨，明察秋毫之末，虚者瞳人如雾，难辨小字之行，极虚者瞳人散淡而绿，一举一动目前如垂蚁悬珠、虫飞蝶舞。若年至六十、七十，气血既衰，理宜然也。若年仅二十、三十而现此象，非房事过度，即酒赌偏伤。倘不加保养之功，则渐入盲瞽之乡矣。治此症不宜剧用补剂，恐助邪火上行，为病更甚，必用药清开去尽邪火，再行滋补，更不宜剧用寒凉，冰住热血。用药必以清脑热、养阴镇逆为主要，切忌苦寒各药。虽有多病兼见以发生眼病之因为主症，比方因气脑而病眼者。无论有何等各病，总以气恼为正，病气平，病除自，无误治。近代公民昧于卫生，病虚热及脏毒者十有八九，病虚寒者事无一二，滋补固不宜早，苦寒更不可见也。

（《绍兴医药学报》1923 年 11 月）

天行赤眼为流行病论

杨海珊①

天行赤眼，为流行病之一，虽不若时疫霍乱之剧烈，然小之则蒙翳，而目失瞻视之能力，大之则丧明，而不能见天地人物，是人虽未即死，直不啻一半死之人矣，故眼疾亦不可不慎也。盖天行赤眼者，皆天壤间一种不正之厉气，与

① 杨海珊：民国时期医家，曾在《中医杂志》发表本篇文章。

疫气相仿佛，亦能传染于人，故其病之来也，速而且猛，甚至一家之内，一乡之中，病无少长，率多相似。其病则为目赤，为肿痛，为脓泪，甚则而为身热，为头疼，为大便秘结。久而久之，则旋螺尖起，蟹睛高突，睛珠爆裂，而目为废目矣。今岁自入秋以来，天气寒暖不一，又迭遭飓风，尘沙飞扬，目病丛生。缘空气中含有一种不正之厉气(西医谓之细菌)，致正气不足之人，从口鼻呼吸之间而吸入。邪入于里，首先犯肺。肺为华盖之脏，最为娇弱，位居膈上，其受邪气，化而为火，上扰清空，则为目赤。其传于肝，则为目痛。其传于脾，则为目肿。夫目者，五脏六腑之精华也。故治目之法，须先察其五色，以知其病在何脏腑也。如见白睛赤者，邪于肺脏也，此乃天行赤眼症候之初步，宜速治之，法当清散，以祛邪热(此症初起时，如不服药，用点药以宣泄之，亦可全愈)。若肿而痛者，邪已传入肝脾二脏，已属难治，急投清热解毒之剂，煎剂与点药并投，不至完全失明也。过此以后，皆焦头烂额之下策矣。奈世人多以为小疾而忽之，至谓赤眼过七日后，能不治自愈(目赤俗谓红眼睛，过七日可不治自愈，此松人乡愚俗谚也)。及至过期，目疾沉重，始来就医，则目已成，瞽不可救药矣。虽扁鹊复生，亦难重明。目疾盖可以忽乎哉。犹忆癸丑独立之役，淞沪发生战事，余侍家大人避乱乡间，适乡人有患目者，闻余知医，来求医药。无如乡间荒僻，又无药肆。余见家大人取身上所佩戴之生大黄，切少许与之，约五六钱重，一服而便通，目赤肿均退，并不点药，可见眼赤与疫病同类，而大黄尤为治疫之要药也。

(《中医杂志》1923 年 12 月)

目疾不可概用凉散药说

黄育庭[1]

《灵枢·邪气脏腑病形篇》曰：十二经脉，三百六十五络，其血气皆上于面而走空窍，其精阳气上走于目而为睛。是故龙木禅师曰：人有双眸，如天之有两曜，荣卫顺，则目疾无由而生；荣卫衰，则致病多矣。盖以天之阳光煦照，则

① 黄育庭：民国时期安徽名中医，曾任徽州国医专门学校校长。

四野清朗,阴云退避,人之阳精充盛,则两目聪明,龙雷潜伏,何目疾之有哉。

若夫西人所谓脑髓神经充足,而角膜水晶体即能倒映物像于网膜,犹照像之摄影于写真版然,遂由视神经传之于脑,所以视察明了,而目疾不生也。

特以人之目疾,属于外淫风火者,固多宜用凉散之药,惟独目珠胀大疼痛一证,诸书不曰风火,即曰肝郁,若因阳衰髓减,而致目珠胀大,视物昏花,疼痛不红者,岂可一概目为风火肝郁,而漫用寒凉升散之药,以致履霜而坚冰至耶?不观夫陈修园之论乎!彼一切目视无光,及昏黑倦视等症,皆为阳虚,阴气上加于天,白昼如夜,窃尝三复斯言,始恍悟《眼科捷径》中之补肾明目丸去知柏,可移治前症之属阳虚髓减者,用辄奏效,惜乎不标姓氏,诚高尚之隐士也。

曾记前治一女,秉赋素弱,年甫及笄,目珠胀大,视物昏花,疼痛连头,暮夜益甚,脉来濡细。俾用前方(川芎,熟地,淮药,杞子,当归,菟丝子,甘菊,白芍,菖蒲,蒺藜,青葙,远志,肤子,巴戟,五味,苁蓉,桑蛸)变丸为汤,试服数剂,胀痛少愈。即将原方炼蜜为丸,令朝夕各服三钱,淡盐汤下,不逾月而胀消痛已,针黹如初,只缘骄奢畏药遂辍服矣。后适邻邑某越明年,宿疾后萌,目珠胀痛如昔,延彼处医,治以清散之剂,胀痛益剧,更乞某专科疗治,与以秘制丸药,并教以珍珠粉、白木耳常服,犹尚难保其失明耳。聆言惧甚,乃复诣寓求诊,病情如旧,仍用前方,先汤后丸,相继为理,并恳切告以恪守调治,庶可杜绝根株,如言果瘳。

审于斯证,始终均用温补告痊,故知阳衰髓减之目疾,不可概用凉散之药,如此亦可见焉。

(《中医杂志》1925年3月)

目科救弊弁言

刘松岩[①]先生原著,罗敏之[②]摘要辑录

余自童年,最羡轩岐之术,所会者世医不少,所见者诸家新集时编尤众,

① 刘松岩:清代广川(今河北景县)人。清代医家。行医四十余年,遍访名家。通览经典医书,尤善眼科、妇科证治。以《目科捷径》《绛雪丹全书》流传于世。

② 罗敏之:民国时期医家,曾在《沈阳医学杂志》发表多篇文章,内容涉及眼科、儿科等临床各科。

无一有洞达古先觉之婆心者，或称仙传，或云异授，杜撰已能，假人扬善，其实腹无浮墨，袭人高意，无非希图索病者之财耳。余因此日夜留心，遍览诸经，访诸先觉，四十年来，未尝一日少懈，尚未及宫墙之下，而言入门则远矣。古传三坟，《灵》《素》其一也，是书文义深奥，词句简略，非精思不得通其解，设浅学之人，再加疏忽，更不足齿矣。而俗医尚有不知斯书为何物者，亦竟敢视症立方，岂无愧乎。一有差错，性命相关，岂不悔乎？岐黄之道，焉可轻视哉！余初习此道，不敢自是，见有病者，从旁暗察，其病若何脉理，若何医士所用之药，若何服药形状，若何能愈，若何全无功效，余即暗考《古今方论病源》，绝不与治者相同，故不能愈可知矣。噫唏！《经》旨难明，而张、李、刘、朱之书，遍满国中，所载之方，清温攻补兼备八极，非不详尽，须得精思切切而用药，病虽险未有不应手而愈者。但世医不晓《经》旨，八极弗明，以病试药，其不偾事者几希。余年逾五旬，始敢立方，莫不是他医所弃而不治者，迫求不得已，勿拘贫贱富贵，必须详审精切，按经分条施治，一剂而愈者极多。至于五绝之症，不在此例。况目科原系杂症中之一也，独曰专门，何不通之甚也。且古时方脉，小儿、妇科、杂症，皆为一门，俱可谓之专门乎。故无拘何症，必精思体验，勿舍本逐末也可。

《易》曰：离为目，其形正图，为纯阳之体，外实而内虚。左目属少阴真水，右目属少阳真火，此以目之左右，而分阴阳也。故左目病而晨昏，右目病而夕重。夫左目病者，是水中火微。右目病者，是火中水少。瞳人居中，内藏真水真火，此即坎中水火也，所以能照内外也。水照于内，火照于外。乌睛属木，水生之，木生火，水制之。白睛属金，制木，而生水，互相生克，为一生之用。两眦属火，以制金。两胞属土，上下覆绕之，而蕴诸内，此万物生土之义也。《经》云：艮阳坤阴为上下胞眩。凡烂眩者，风湿所致也；作痒者，湿热生虫也；胞肿者，湿寒受风也；眩紧者，寒也；缓者湿也。凡目喜热，恶寒忌风。春日风多而亢，故左胞眩多病；夏日天热风微，故病目者少；秋日风凉而燥，乌睛多病。凡睛以遇凉燥而涩故病也；冬日暴寒无阳，不特目病，诸症皆可得也。夫目病胀痛不已，乃受寒所致，以消风除寒为主，虽然施治非一，临症留意可忽也。

以所覆者为阴，露者为阳，胞下肉为土，眦内为火。《经》云：目睛以覆者为阴，以露者为阳。故上下网紧急者，为虚寒；缓弱者，为虚湿；网眩烂者，风湿也；作痒者，湿热生虫也；拳毛倒睫者，脾中虚湿也；刺疼者，膀胱热也；胞内起疙瘩者，脾胃湿热，外受风寒也；目内周围，红肉郁塞，此心脾病也，乃孤阴无阳也，故笔之以启后之学。

一、择要辨

余观古之目科及今之目科诸集，皆巧设异名，种种不一，惑人殊甚，屡试其方，不特不效，反增其病。昔余幼时，尝与僧人净业者，论及目科诸症，所言精详，情理近似，考之古书无讹，而仿此立方，治病竟鲜功效。余不得已，而度心法，凡有施用，屡屡多验。是以遂弃古书治目之方，惟求古经目科诸论，厉禁清凉之弊。余惟按人之气血、虚实、寒热、阴阳，日夜思之，以治目疾诸症，获效甚多，其初总不敢以认真为是，何也？因目科诸论，与心相悖，所列之方，与症相缪，是以未敢唐突据为定论也。及细绎《经》旨，旁考杂症，所载者无非气血、阴阳、虚实、寒热而已，若分内外施治，其症自无遗矣。如人气血俱盛，邪不能侵，必须无病。若人气血稍衰，邪即虚而入，必然受病，岂止目病也哉。

二、用药错误受弊论

凡目疾，必分内外障而治之何也。恐不明虚实，以内外不分而误也。譬如内本不虚，因外受风寒而得，其邪原在于表，既表被风寒所束，而内火不得外出，故目肿疼痛，鼻流清涕，此为外障，治宜散风去寒可也。表解而目自愈，何也？解表风邪随汗而散，又何必用苦寒以却火也。若误用苦寒，而内必伤，伤则内虚，而外受之风寒，亦随入内矣。此小病而反增成大疾，已误矣。当先治其药伤何经之气血，亟用药以挽回之，治其药，即治其症，反其本，而复其旧，其病自愈，又何必多岐也。若服苦寒太过，诸症百出，而初得之风寒未解，五内之气血复伤，风寒循窍而出，攻破目睛，则无治矣，此外障致成内障之弊也。内障者，五内素虚，风自内起，夫肝脏藏风者也，此风即肝经之一气也，此气即龙雷之火也，受寒而逼，所以目疼更甚，惟此疼肿，是由内而外，独现内症多端，或不食不卧，或发烧烦躁，或心悸不宁，一切虚症外露，是以知非外障风寒也，明矣。治当分别何经之气血，虚实寒热，阴分阳分。若一例用大寒凉剂，不但其目必坏，而性命尚且难保，关系岂小哉。此乃内障之虚症，误治之弊也。凡外障实症，虽不治亦可自愈，纵然不愈，亦不至于损目，殒命耳。若内障，不但不治，即迟治尚恐不及，误治更不待言矣。内障虽重，自要认明施治，亦无不愈者。

（《沈阳医学杂志》1926 年 1 月）

目病汇说

王肖舫

一、辨眼内生红丝用凉药难退论

目不因火则不病，是火为受病之源也。云翳因火而生，退云翳又不可遽然清火，何为？心火积久，白珠生云翳，肺经一团热血也，此时误用寒凉，将热血冰住不得流通，经络阻塞，云翳赤丝菀于眼睛上，为不退之症，俗名冷翳是也。治法当于其虚实，和血养血，发散清火，缓缓治之可也。其云翳犹之舟也，火犹之水也，舟以水来亦以水去，落先彻水，舟落泥中矣。云翳因火而生还借火而退，火与云翳一齐退是良法也。点扫雾丹、至宝丹，亦用秘诀吹冲法。

二、辨眼中云翳未退不宜先利大小便论

眼中暴发肿疼热气炙人之时，红丝云翳未生，宜利大小便。盖心肺之火由大小便而出，令火有出路不上攻于目，则病除矣。落到红丝云翳已生，开手遽然用凉药先利大小便，寒凉冰住云翳即成痼疾，往往见治目者，不论翳障有无，开手即用泻火之剂，以致寒凉伤胃生意不上升，诸病生焉，岂仅云翳不退已哉！初用梨汁膏，次用皇锭，末用扫雾丹点之。

（《奉天医学杂志》1926 年 6 月）

眼科五轮及其因症辨

陈益钦[①]撰，何幼廉[②]选录

人目与猪眼绝相类，欲明人目之结构，但取猪眼剖而检之，十得八九矣。试取猪首于前，见其眼具上下二睑，开闭自如，象其形，与口唇无以异；论其用，为眼珠之被盖；溯其基，由皮肤而延长；验其组织，为皮肤黏膜与软骨结缔织筋纤维所合成，名之肉轮。本不适切，属之脾胃，益形穿凿也。两睑相合必有隅，此内外眦所由成。内眦以贮泪故，稍宽大，中有红肉，为黏膜之绉襞，形不成轮，血亦如常，与心又无特别之关系，则血轮之名属心之说为误也。胞睑内皮，光滑滋润，是为黏膜，名曰结膜（或译为睟），常生黏液，分润眼珠，在猪作黑色，以猪肤全黑而波及之焉。此膜自胞睑内面起，牵延而被眼珠之前面，为眼中多病之区，流行赤眼，椒粟、沙眼，皆此结膜之病焉。古书无一语及之，由于检验之疏也。白睛为眼壳外壁之一部，其色白，其质坚，绝不含气，亦罕有病，惟所被结膜，素号多病，动辄赤脉虬胀，间或肿如鱼胞，然非气之所为，与肺更不相涉，而谓气轮属肺，实无稽之谈也。乌睛为眼之要塞，装置亦繁，前为明罩，恰如时计之玻盖，透明如角，故曰角膜（或译为瞭）。坚足以抗外冲，明足以透万象，间或因病而毁坏，不能以人工补其缺，故角膜之病，往往失明，不可等闲视之也。角膜之后，有隙曰房，中贮清汁，名曰房水。眼珠按之常坚实，而内压无过不及者，即恃房水调节之也。彼蟹睛旋螺穿之泄水取平者，即房水泄而内压减杀之征也。房之后壁，显分二部，中圆而黑，古称金井，外圜如轮，古称黄仁，译名睛廉，亦曰虹彩，体为薄膜，能展能缩，内含色素，或多或寡。人之乌睛有黄黑，即色素多寡为之也。白人之眼作碧色，即色素不足之故也。与肝与风，犹风马牛之不相及也。金井者，古称瞳神，今曰瞳孔，实为睛廉之隙，为透光之要道，随睛廉之展缩而

---

① 陈益钦：民国时期医家，曾在《绍兴医药学报》发表文章。

② 何幼廉：浙江绍兴人，民国时期浙江"医林三杰"之一何廉臣之子，伤寒研究学者、医家。

时大时小，用以调节光线，故阳看则小者，恐强光损目而杀之也，阴看则大者，恐弱光碍视而增之也，色黑如点漆，因眼内全暗故也，其水即房水，与肾不相干也。瞳孔之后有睛珠，古谓之黄精，译名水晶体，其体稠而明，恰如双凸镜，其用透光而屈光，又能调节视点之远近，间或变性而浑浊，即成白内障。谓之脑脂下垂，乃古代之悬想，今人不宜盲从也。睛珠之后，有透明稠体，充塞眼内，译名玻璃体，古谓之神膏，彼蝇翅黑花。即膏中病体之阴影也。眼之内容，曰房水，曰睛珠，曰玻璃体，三者无非液体，而能聚为一体。涓滴不泄者，全赖外壳围拥之也。外壳凡三重，一为白膜，又曰巩膜，前连角膜，眼壳之外壁，色白而质坚，能抗外冲而支内压，不啻眼之护身铁甲也。二为睛膜，又曰脉络膜，前连虹彩，为眼壳之中间层，密布色素，涂黑以收光线，富有血管，储血以养视器，其用恰如照相器之暗箱，而溥博灵敏，则非暗箱所及也。三为网膜，又曰视衣，薄而脆弱，为眼壳之内壁，乃外物之留影处，视力之发动机也。眼珠外侧，四周附六筋，后连眼窝底，交相引掣以运眼珠，眼窝之内，既实脂肪以柔之，其受眼珠也。又承以滑液囊，故眼珠处眼窝中，圆活而灵动，因六筋之互掣，能运转自如，周视八方也。眼珠后侧附圆索，状如灯草，后连脑髓，译名视系，亦曰视神经，即古所谓目系上属于脑者也。外界物态之入目，其光先通角膜与房水，入瞳孔，折而穿睛珠玻璃体以达网膜，乃映倒像，继传视神经而达于脑，即成明视，其事与照相类，而精巧则倍之也。倘角膜生翳障，则光被阻而碍视，所谓外障是也。倘睛珠起浑浊，则光不通而失明，所谓内障是也。二者之病象，皆肉眼可睹者也。此外玻璃体病、睛膜病、网膜病、视系病、视系从出之所之脑病，皆能失明。因病在眼之深部，非肉眼所及见，俗谓之内眼病，患者视不见。医者视之亦无所见，两者同处黑暗之中，而不知病之何在，故昔名黑内障，自检眼镜出世，能瞰瞳孔而烛眼底之病，于是向所谓黑内障者，亦能辨其病变，详其病理，推其病原，而附以病名矣。总计眼病，外病多而内病少，数厥病因，亦外因多而内因少，外因之中，尤以霉菌作祟，十居六七。古无显微镜，宜其不知也。此外理化作用，如尘沙眯目，倒睫擦眼，望强光而眼界生暗点，内因关系，如近视之遗传，烂缘之体弱，先天内眼病之基于母体特质，或血族缔姻，皆有源可溯，有绪可寻者也。主治之道，除根为上，对症次之，乃不问病之内外，因之内外，皆投方药，未免多事也。总之古之眼科，论部位分五轮隶五脏，设八廓配八卦，根本已误，释病变曰气滞血凝，曰肾虚肝旺，曰五行生克，曰阴阳盛衰，皆凭空想象，难得实征，推病原曰风邪湿热，说方药曰寒热温凉，亦似是而非，未得真相，故旧医之理论，全不足取，惟论症候与治法，以历四五千年之经验，经亿兆人命之尝试，不无中肯处。故读古医书，当屏其理论，而就其症候治法之合理者，摭而试之，以确定其药效可也。

（《绍兴医药月报》1928 年正月）

沙眼（颗粒性结膜炎、埃及眼炎、椒疮、粟疮）

凌少波[①]

沙眼为一种慢性眼炎，最易传染。初起外象不甚显著，或仅眼结合膜之血管常盈血（即俗所谓红筋增多）。患者往往不甚注意，以经微之小恙，不足以为大害。然迁延不易愈，时发时愈，益发益深，结膜上生有无数之颗粒（翻转眼皮可见），轻者数日能愈，重者数月或数年，引起虹彩角膜等险症（即障翳遮蔽），甚至陷于失明悲境。按此症之有传染性，吾国人注意者鲜，欧美诸国，检查严厉，华人之患沙眼者，一出国门，即受彼邦医生之检出，而遭拒绝入境之痛苦，兹将其预防及治疗，分述于后，以期人人得有沙眼之常识，俾未患此症者，得充分之预防，已患此症者，得良好之治疗。

预防法：① 勿以不洁之水洗面或洗眼，尤不可数人共用。② 手巾、面盆宜各人各备一副。③ 每日用肥皂洗手面，以绝沙眼之来源。④ 尘埃飞扬时宜闭目避之。⑤ 眼内有灰尘飞入或感不快时，切勿以手指擦拭。⑥ 发赤眼时宜即医治。⑦ 佣人入门时，须检查其有无沙眼之状，有则不可使用。⑧ 遇有患赤眼者，勿与共寝处，皮肤或物件与患者接触后，宜即以肥皂洗涤

① 凌少波：民国时期医家，曾在《医界春秋》等杂志中发表文章。

之。⑨ 最好与患者完全隔离。⑩ 赤眼治愈后，倘眼脂未净时，宜常用淡盐水，或一百倍硼酸水洗眼。

治疗法：① 初起白睛上红筋增时，宜用五百倍硫酸亚铅溶液，每日点眼二三回，或用一百倍硼酸水时时洗眼。② 患者自觉眼内如有异物，可将眼胞皮翻转，细察其结合膜上有无颗粒，有则宜十倍至五十倍硝酸银水濡棉花涂擦结膜上(用于急性沙眼)。或用硫酸铜条擦结膜(用于慢性沙眼)。惟角膜溃疡(生于黑珠上)不可用硝酸银或硫酸铜，宜用黄降汞软膏涂入眼内，近时礼和洋行有一种点眼膏，名“特乐固明”(tracumin)，有五成、十成两种，系新出之无痛铜制剂，性质和平，毫无刺激性，对于角膜溃疡，亦所不忌，治沙眼及一切慢性眼炎均有效，且可久藏不变性，其用法亦甚简便，每日擦用一次可也。至中西疗法用光明草去穗，摩擦内膜，能扰去恶血而使颗粒荡平，亦无痛楚。施术后，如觉眼内沙涩不舒者，可用五十倍硼酸水洗之。倘于施术前滴以百分之三古加因水，则虽用刀刮，亦不痛(注：光明草即狗尾草，见《本草从新》。古加因是西药中之局部麻醉药，原名 cocain)。又沙眼症于炎性甚时(红肿疼痛)，宜兼服中药，消退更速，下列两方可以采用。① 当归，大黄，栀子，黄芩，赤芍，生地，连翘，白芷，甘草，等分煎服。炎肿甚者，大黄宜生，宜重用：煎时宜后下。此方治眼胞内有坚硬色赤之颗粒，名曰“椒疮”。② 陈皮，连翘，防风，知母，元明粉，黄芩，黄连，荆穗，大黄，桔梗，生地，等分煎服。甚者大黄重用，此方治内生眼胞有黄软细粒者，名曰“粟疮”。

(《医界春秋》1930 年 10 月)

眼药之外点内服各有所宜论

梁朝浦

治病犹治乱，用药犹用兵。乱之所以平，兵之功也。病之所由愈，药之力也。独是病有外症、内症之分，而药则有外治、内治之别。凡症如是，眼科奚异焉？夫眼科者，外症而兼内症者也，综其全科，计有七十二种，治分内外，各有所宜。有单用点药而不用服药者，有单用服药而不用点药者，有点服药并用者，其故何哉？盖内疾已成，外症未现，则单用服药，内治为主，以其病在内也，点之无益。若外有赤翳红丝，只属外病，点固可消，再服药夹攻，其愈更速也。若内疾既成，外症又起，则须内外兼治，点服并行，无顾此失彼之弊。有泛应曲当之能，厥疾瘳矣。夫内症而用药内服，治本之道也，使不服药而专用点药，必致激动其火，耗散血气，非徒无益，而又害之。是谓不揣其本而齐其末，不塞其源而止其流，其不变生他症者鲜矣！至于外症初起，薄有浮翳，点之可除。语云：物秽则须洗，镜暗则须磨。病属于外，治标可愈也。若夫年深日久，内障已成，外翳结实，徒凭内服，则外翳不除，单用外治，则内障益甚，必也搽服兼施，标本并治，而病乃可告痊也。语曰：神而明之，存乎其人，是在善治者。

（《国医杂志》1930年季冬）

说小儿疳伤眼疾

李翰芬[①]

盖小儿疳伤之疾，富贵之家，多生是症，乃由父母过爱之由也。小儿如草木之萌芽，感受风日寒露之欺，且小儿五脏六腑未实，气血柔弱，岂能受纳油腻煎炒及诸般荤腥之品？或一周半载，纵其口味，多食糖甜之物，以及鹅、鸭、鸡、猪、牛、羊等肉，或饭方了又哺以乳，或乳方饱又喂以饭，此乃出于父母至情，富贵之家，有是症焉。贫寒之家，甚少是患，何也？盖杂食诸物，不消不化，先伤其脾胃，以致腹胀，午后发热，至夜半方退，日久头发稀疏，转作泄泻频频，泄甚则渴，至伤肝胆，眼之白睛，鲜红羞明怕日，渐生翳膜，遮满黑珠，或突起如黑豆，如菌类之状。治法先治内，后治外。用鸡蛋入轻粉一分

① 李翰芬：民国时期医家，曾参与创建中华国医学会，创办《国医杂志》，并在《国医杂志》中发表中医各科文章多篇。

几厘，使君子肉一个半，葱球数颗，湿纸包煨与吃，宜空心连吃数次。又宜煮羊肝，露宿，蘸夜明砂吃，或煮猪肝亦可，切忌荤腥。其白膜用阴一阳七药调乳点渐明，煎侧柏叶熏洗。若疳伤肝胆，眼珠突出，或贴尽，为不治之症，不独瞎眼，甚至丧命。若声哑口干，脚手俱肿，十死八九。若日夜疼痛，羞明不开，乌睛上青翳如黑珠子，或白膜遮睛者，又何也？此皆因饮乳之际，好食果子杂物油腻，及热毒之物，每使脾胃生疳，或泄泻不止，夜间潮热，久则疳虫伤肝，上攻眼目，初觉红涩羞明，乌睛上变成有黑翳如珠，泄泻不止者，多是不治。急宜服除热饮、五疳丸等方为妙。

（《国医杂志》1931 年春）

诈盲鉴别法

陈航慈[①]

具目而盲，痛苦事亦不幸事也。有人焉，两目炯炯，无异常人，而诡称失明，如征兵回避者，或另有目的，或毫无所谓，或歇私的里[②]妇人，以及儿童等，往往以一眼失明告人，人而不察，堕其术中矣。因作诈盲鉴别法，或亦读者所乐闻欤。

法一：令被检者，置自己之指端于眼前，次封闭其健眼，使自称失明之眼，凝视其指，此时如系真盲，其视线必立向指端。若属诈盲，则其视线必故意偏向他方。

法二：令被检者读书，以铅笔立于两眼与书籍之间，如两眼均属健全，诵读书中文字，必能一字无遗。若一已失明，则书中某行文字，为铅笔所掩，必不能见，盖一目虽明，不能明然左右顾也。

法三：乘被检者与我谈笑之际，赠以烟卷，如被检者受烟后，衔于自称

① 陈航慈：民国时期医家，曾赴日本学习西医，后任山西中医专门学校生理解剖教员。曾在《医学杂志》中发表文章。

② 歇私的里：当作“歇斯底里”。

盲眼侧之口角，则更赠以火柴。若被检者接火柴后，且燃且吸，毫无困难，必为诈盲无疑。

法四：健康之人，左右瞳孔，对于光线之反应，大致相同，光强则瞳孔缩小，光弱则瞳孔散大。如一眼确系失明，或有高度之视力障碍者，则该眼瞳孔，对于光线，必无反应，或反应甚弱，而他眼反应则转强，此通例也。故对于自称一眼失明者，可根据此理，同时检其两眼，而比较之，如两眼反应相同，即属可疑（间有少数疾患，眼虽失明，仍现瞳孔反应者，但属罕见）。

法五：仅以光线照射自称失明之一眼，而检视他眼之瞳孔，反应与否。如有反应，即属诈盲。盖凡两眼健全者，虽以光线，照其一眼，而无光照射之他眼，亦必同现反应，生理上所谓同感性反应是也。

法六：命被检者睁开两眼，注视前方之一物，勿稍转目，检者乃举一烛，自被检者健眼外侧方约一尺处，渐向被检者鼻前移动，询其见烛与否。次更将烛火，渐移至盲眼之外侧方五六寸处，再讯其见烛与否。如被检者，能见盲眼外侧方五六寸处之烛光，即属诈盲。盖健康人一眼之视野外界，外方约为九十度，内方约为六十度也。

法七：先于黑纸上书，红色与绿色二种文字，次于被检者一眼前置，红色玻璃，他眼之前置，绿色玻璃而，命被检者阅读，如仅能阅读红字，或仅能阅读绿字，即属一眼失明，如两种文字，均能阅读，为两眼健全之征，亦即诈盲也。

附识：鉴别诈盲，方法繁夥，上述各条，最称简便，已足发露诈盲，而无遗漏其有手续烦琐，以及需用特别器具，始可检验者，不详叙。

（《医学杂志》1932 年 2 月）

眼科针导法论

梁朝浦

夫目之所以致病，多由六欲七情之不节，以致脏腑之气不平，遂从经络而上升于目，故目病生焉。其为病也，肝热则昏暗，心热则烦痛，风湿则痒，血少则涩，肾虚则睛损，症之重者，则陷实而生障翳，症之微者，亦翳暗而昏涩矣。盖其症候纷繁，故仅约而言之，至其治法，须辨其症之属于何经，然后分别施治。凡属太阳病，则温之散之，阳明则下之凉之，少阳则和之，少阴则清之，按症用药，自无不愈矣。若用刀针以开导，虽亦能痊愈。惟其耗伤膏液，减少光华，故不若用药石以代之较为妙也。然亦有药石所不能治，必用针导而后能医者，兹举例以明之。如目之有真血，本为养目之源，然而真血冲和，则当有发生长养之功，而目不病，但若其人阴虚火盛，炽炎错乱，不循经络，至郁滞不能通畅，初则视物昏朦，久则因郁滞而成瘀血，侵贯瞳人，若遇斯症，须速行按穴用针，开滞导郁，以泄其瘀，使无胀溃为目之害。故此法亦为拯危之良术，挫敌之要机，其理实与战法同。譬诸遇敌，若敌寡而势弱，我强而势盛，则敌其成擒也必矣。设或群敌猖獗，势强力盛，则不若暂为引退，虽精华微有损失，然而竭力经营，犹可补救也。若事不量力，势必为敌所乘，而不堪设想矣。故凡火盛阴虚，真血郁滞而成瘀血之症，则须速行针导以通之，而针导之要穴有六，即迎香、内脾、上星、耳际及左右太阳两穴是也。迎香穴见功虽速，然属乘险而征；内脾穴见效较迟，惟渐可收归平顺；上星穴所以绝其粮道，不致再复蓄瘀；耳际乃击其游骑；两太阳所以击其左右翼。此为针导之要穴也。宜针导之症，治须速行，否则大邪瘀滞之极，目必有溃烂枯凸之害，且夫针导之法，虽能拯危救险，然其伤膏液，减光华，亦为目之害。故于针导之后，须随用药饵补之，务使病目者气血无伤，斯则通变达权，可以为医矣。

（《国医杂志》1933 年春）

眼科钩针割烙之法论

梁朝浦

原夫针钩割络之法，肇自华佗，所以剪除横逆之症，开泄郁滞，消除瘀积，其功用实能补药力之不逮者也。然须认明病症之轻重，部位之当否，方可施用手术，其治法之手术，须要平时训练，针刀锋锐，须要研究精微，手定眼明，宜轻宜浅，自然着手应效矣。惟切莫盲医瞎治，妄加痛楚于人，至遭后悔，与其被悔恨于已误，孰若谨慎于未然哉。此所以务求症候认明，而顺遂轻微之症，斯无枉屈受侵扰之害，横逆险恶之症，庶无激变作乱之殃，此为用钩针割烙者之至要也。兹论其用法，夫钩为钩起之谓，但先须认定其可钩与否，及皮肉筋脉之深浅，然后施用，即手力亦须随症之轻重行之可矣。用针之法，须认定其症候为可针，更须待其年月充足，气血已定者，方可针之。既针之后，复须因症用药，标本兼治，庶无复燃，此前期经详论矣。至割之一法，即如胬肉攀睛，或如鸡冠蚬肉、鱼子石榴等症，均可割去。盖凡属心、脾、肺三脏，即症之现于气、血、肉三轮者，为可割也。至大眦之红肉，乃为血之英，为心之华，心神在此，焉可割哉！若误而割之，必至双目失明，成为废疾。或者稍有割伤，亦必至溃烂崩漏，而目枯损矣。熨烙之法，以治风眩溃烂，湿热重而久不愈者为宜，其属红障血分之症，必须割烙兼施，方无后患。大抵钩针割烙之法，效验最速，虽有拨邪反正之功，亦有耗伤真元之害，亦不得已而用之耳。若夫贴珠之翳膜，只宜点服眼药，耐心治之，宁可待其久而渐消，切莫性急而取快，原夫欲速则不达，若勉强行事，则未免过当，功未获成，祸即随至，其害可想见矣。故临症务须谨慎，施用手术，则必须用药饵以培其本，方为两尽其宜，若只治标而不治本，是犹扬汤止沸，虽有今日之功，恐为后日之害，其可忽略于斯乎。又至临及重症之时，若症已残废，难使复原，而欲勉力一援，以求得其成数，则须明言于病者，庶无咎及医者，以免旁诮，医之难也如斯，可不慎欤！

（《国医杂志》1933 年夏）

眼科诊症论

梁朝浦

夫眼症一科，种类纷繁，故看症自当详察，先宜看其色之难易，详其根底之浅深，穷究其源，务须将阴阳细晰，标本当分，察内外表里之条辨，审虚实顺逆之各殊，然后明其受病于某经，主病于某脏，深知其所宗于何症，则用药之宜凉宜热，一一了焉，症的治当，发无不中矣。夫智欲圆而行欲方，化裁药饵，活泼制方，佐使咸宜，则无须执，方泥古，方必符症，所谓方外有方，而法外有法者也，神而明之，症虽精微，亦能别识矣。故夫古之良医，精明眼科之学者，临症必兼从诊脉而治之，务求有是脉而有是病，即从脉病而治之，自得其愈矣。试诊盲人之脉，若无病则与有目者亦相同。若有病自有分条各异，即有病无病，盲人之脉亦无不现也。故诊症兼求脉病有据，而后施治焉，则其效也必矣。若临症而不慎者，宜热而反以凉，宜凉而反以热，倒置逆施，鲜有不旋踵而殃者矣。用药犹用兵，确有主见，故病源之考察，若差之毫厘，则谬之千里，故色为红紫淡白当细辨，症为寒热虚实宜晰分，辨症务求谨慎，施治切勿妄行，则治无不效，症自安痊矣。

（《国医杂志》1933 年 12 月）

眼科杂证浅论治法

李文彬[①]

胀痒因风，诸痛皆火，目为肝窍，肝藏血，肝火盛则血热，溢于肝窍，故红肿而痛，两鬓皆胀者风也，新起必胀，乃时眼两胞属脾，脾湿不行，故胞肿多泪，肝之液为泪，目有病自有泪，若眵浓堆高者，是湿热之毒，宜清热解毒，红肿必清火，不若清血之热，微红宜凉血，不可用苦寒之药，以致血凝成障。

初患为时眼，白珠有红丝微痛者，憎寒发热身痛，法用清散之药，下宜荆防汤加减。

荆芥钱五分，川芎八分，车前钱五分，蝉蜕钱五分，防风钱五分，青葙钱

① 李文彬：民国时期医家，曾在《国医正言》杂志中发表文章多篇。

五分，菊花二钱，秦艽钱五分，蔓荆二钱，赤芍一钱，生地一钱，苏叶钱五分，甘草一钱，引生姜三片。

（《国医正言》1934 年 6 月）

眼药的分析

淑　安[①]

我国治眼病的药品很多，就是各种成方，也很流行。《本草纲目》上载着的，更不下数百种。最普通的，还是各药铺子里的眼药，他们都有方子炮制，考其成分，大都相同。我们试把各著名药铺的眼药搜集起来，给它们分析一下，就可以晓得。

我们可以先把它们各个的放在水中，搅拌放置，就可以晓得不十分容易溶解，但有一部分溶解的，可以使溶液成灰黄色或淡绿色，这在用眼药点眼的人，大概可以看到的，若更把石蕊试纸，放到此溶液里，即变作蓝色，这就是有碱性的表示，不过强弱，稍有不同。

我们再把它们放到稀盐酸里，就有发泡沫的现象，大多全部溶解而成淡黄色的溶液。试以硫化氢气通入这些溶液的时候，大多没有沉淀物出来，但有一两种样品，有少许黑色物析出，依普通分析的手续做去，晓得它是铜的硫化物，但是铜的存量，一般的讲起来，是很少的。

再把上面的溶液加氢氧化铔，使成碱性。再加硫化铔的时候，都有白色物析出，可是再加过量的氢氧化钠，又溶解了，再依分析手续做去，晓得是锌的化合物，所以眼药里，大多包含锌的盐类。

如上面加过硫化铔的滤液，把白色沉滤去，在滤液中加碳酸铔的时候，很多白色物沉淀下来，加醋酸，又溶解，再加草酸，又有白色沉淀，再按照分析的手续，我们可以证明它是钙的化合物。

① 淑安：具体姓氏不详，在《中医新生命》中发表本篇文章。

以新的许多样品，各个的和水装入瓶，自上加入盐酸，引出发生的气体至澄清石灰水里面，都有白沉淀出来，这样我们又可以晓得眼药里有许多碳酸盐类了。

从上面的简单分析，我们可以晓得眼药的成分是碳酸锌、碳酸钙。其溶解部分是氧化钙，但据中医言，石灰(氧化钙)是毒，眼药里的氧化钙，或者是从煅烧贝壳后得来的，据业药铺者言，樟脑冰片等，亦常和入。

至于说眼药的功效如何，药有君佐，其主要治病之药，究系何物，我国眼药，沿用已久，怎样用科学的方法来解释，来改良，来精制，想这很值得去做进一步探讨的工作。

(《中医新生命》1935 年 1 月)

读徐恺先生复眼病二则、遗精一则之研究

刘石铭①

肝为风木之脏，体阴用阳，岭巅之上，惟风可到，眼为清窍，头疯②发作，目必先受其戕，风动于中，火必乘之，风火相煽，脑壳受损，脂质下流，结成白膜，新起可期痊愈，年久不易图功。惟发作时，必有头风作痛，致红筋流泪，视物糊涂，则风火相煽之说明甚，而先生覆为大补肝肾之精血，目得血而能视，精足自能大放光明，药用甘杞子、小茴香、川连、桑皮、柴胡、蔓荆子等味，名曰复明汤。夫杞子味甘微温，补肝肾之品，用于目疾之内症相宜；茴香辛散，理寒通气，治疝气则有效，非补肝之品也；柴胡苦寒，味薄，升阳解郁，用于头痛之因阳郁不宣者，略有应效，若头风害目之症，再用升提，愈竭其阳，恐有失明之患；蔓荆子轻宣散风，当斟酌症之内外因而施用。鄙人将历年经验所得，用平肝熄风，清心化热之味，颇觉有效。风火既熄，则头痛红筋，可以自退，质之徐先生，以为

① 刘石铭：民国时期医家，曾在《光华医药杂志》发表文章数篇。

② 疯：据后文，当作“风”。

然否。药用：羚羊角，生石决，冬桑叶，白滁菊，纯钩钩[①]，黑元参，生白芍，料豆衣，朱茯神，炒归令，真川连，海贝齿。引：白莲肉。

阅贺蔚章先生，所问贵友之疾，以手按内眼角鼻柱根之间，即有白脓流出，症名眼漏，得之气血两亏，目疾缠绵者为多，如遇酸困，乃心火乘肝之象，食盐少许，用开水冲服可愈，流泪红丝红肿，乃风动木摇，泪随涌出，以手揩擦，风热乘之，遂致红丝红肿。况年近五旬，肝肾气血既亏，治当调补气血，兼清风热。药用：党参，黄芪，白术，云苓，白芍，石决明，煅牡蛎，生苡米，防风，薄荷，黑山栀，连翘。引：漏芦。

（《光华医药杂志》1935年5月）

试述沙眼症之原因、证候、病理诊断及类症鉴别并详述中西应用有效之验方

黄国材[②]

说明：眼睑发生颗粒炎，名为沙眼，日医称为トラホーム，我国译作"颗粒性结膜炎"。如先医所谓"椒疮、粟疮"是也。有急性慢性之区别，而急性为椒疮，慢性为粟疮，是二病之特象。

原因：为一种不明之传染性病菌，多由于手指、面巾等之媒介而感染，故于监狱、兵舍、学校、孤儿院、工场等，蔓延甚广。在嗜烟酒及热性体质人，眼多充血，尤易感受。

症候：急性者眼胞赤肿，热泪如脓，乳头隆起，生多数红色坚性颗粒，沙擦难开，羞明灼痛，日晡症状加重，天明时稍减轻，甚则瘰瘰连片，疙瘩不平，继生角膜浑浊，睫毛乱生等。慢性者别经过为三期。

---

① 纯钩钩：即钩藤。

② 黄国材（1896—1949）：台湾台南人。20世纪30年代曾任鼓浪屿博爱医院外科皮肤科主任医师。抗日战争后返台开诊所行医。1947年受聘为同安公立医院院长。曾在《医学杂志》《绍兴国医学报》等杂志中发表文章多篇。

第一期：软性灰白色之颗粒，散在于结膜面，殊于穹隆为最多，颗粒并列如念珠状，自觉沙擦难开，羞明流泪等。

第二期：乳头之隆起甚著，与颗粒交互存在，颗粒陷于脂肪变性而被吸收，乳头著大，呈肉芽状，流出脓性分泌液，因觉刺激性甚强。

第三期：为形成瘢痕期，其瘢痕或形成广大之面，或处处散在，结膜面起硝子样变性，或变为灰白色膜，以致续发角膜翳，眼睑内反，睫毛乱生等。

病理：眼黏膜抗毒质不旺，病菌乘机侵入，阻滞血液流行，则起静脉郁血，因微丝血管破裂，血出瘀滞，则结成颗粒状，但急性者，血液阻滞甚于淋巴液，则充血较强，淋巴液积较少，故疮色鲜赤而坚，颗或稍大，先医谓由于风热而起，以其形似椒，故名为椒疮，盖审症非谬也。慢性者淋巴液阻滞甚于血液，则充血较弱，淋巴液积较多，故疮色淡黄而软，颗粒稍细，先医谓由于湿热而起，以其色似粟，故命名为粟疮，盖有所见而言也。

诊断：凡眼结膜有疾患，检其睑内，有形成多数之颗粒及乳头之隆起显著，即为沙眼。色赤而坚者，为急性椒疮；色黄而软者，为慢性粟疮，是为该病之特征。

类症鉴别：① 霰粒膜（先医称脾生痰核）生于睑外，颗粒一二，坚而不痛，不似沙眼生于睑内，数多而痛。② 湿疹性结膜炎（先医名火疳、水疳），生于气轮，一二小疹，不似沙眼生睑上，颗粒丛密。③ 外麦粒肿（先医名土疳，俗呼偷针），生于睑外，迥别沙眼。④ 水疱性角膜炎（先医名木疳），生于角膜，不似沙眼生于睑上。⑤ 热性末疱疹（先医名水疳），有生于睑上角膜结膜上之殊，然形粒粗大，为数一二，较诸沙眼迥异。

治法：由十余年之经验，内服方，急性者用归芍红花汤（大黄，当归，栀子，黄芩，红花，赤芍，甘草，白芷，防风，生地，连翘）；慢性者，用除风清脾饮（玄明粉，连翘，防风，知母，陈皮，黄芩，荆芥，元参，云连，大黄，桔梗，生地）。外点方，以硝酸银2%至4%水点眼。继以硼酸1%水洗之，持续数周，待炎症稍退，与硫酸铜1%水交换点之，或依比知阿儿[①]、蛋白银等点之，若角膜

① 依比知阿儿：一种杀菌消炎收敛医药。

发生合并症，先点古加因水，后点硝酸银水，其初眼充血大盛，先以光明草摩擦其瘀血，翻转睑结膜行之，或以棉纱浸升汞水摩擦之，然后点药尤效。近经西医吕凤书报告，以5%吕帕弗拉文[①]点眼，与硝酸银水交换点之，兼以5%吕帕弗拉文五西西[②]静脉注射有神效。

（《医学杂志》1935年6月）

瞳神变色释疑

查贡夫[③]

天下事习见者以为常，少见者以为怪，人情大抵然也。读第四十七期报，载有医界新智囊，内云法京巴黎女子，其瞳神随时变色，经多数医学博士，研究而不得其要领者，斯真特别之奇事矣，不知反常之禀赋，自古有之。粤考《史记》，舜目盖重瞳子，项羽亦重瞳子，羽岂其苗裔耶，何目之相似也。舜之濬哲文明，重华协帝，盖其深仁大德之所钟，而有此重瞳欤？而羽之自矜功伐，奋其私智，盖其桀骜不驯之所致。而亦有此重瞳欤，薰莸殊途，鉴视一致。欲推究其重瞳之何为，然卒不能解决，其所以然，虽大造其生成，当必有故焉。如唐叔虞鲁公子友宋仲子生，而有文在其手，其奇特为何如耶？惟天道元妙，实有不可解者矣。故天地之大也，圣人犹有所不知不能，而况常人乎？然肤近之事，虽属少见，细昧之余，则亦平淡无奇耳。夫一日之间，千里之内，风雨晦明之不测，天地为之变色，山岳为之改容，四时之气候不齐，万物之景象各别。人为一小天，其按地变色者，何莫非脏腑阴阳之气，循环而发现于目欤？特不知巴黎女子，其变幻之奇，出诸天然乎，抑得诸偶然乎。若出诸天然，则时造化之奇形，可置诸不论不议之列。或得诸偶然，决为险恶之症候者，无庸疑议。记者不曰巴黎女儿，而曰巴黎女子，似非与生俱来，爰证百经，此症属五风之变，乃风、火、痰三者，剧烈交

① 吕帕弗拉文：即脱吕帕弗拉文，一种杀菌消毒剂。
② 五西西：即5毫升。
③ 查贡夫：民国时期医家，曾在《绍兴医药学报》《神州医药学报》等杂志中发表文章多篇。

攻，头目痛急，以致金井先散，然后神水随某脏而现某色。如春山之笼淡烟者，青风也。若蓝靛之合膽黄者，绿风也。黄风拟朝暾之照泥壁，黑风恰暮雨之暗柴门，惟雷头风则如蒹葭之白露而已矣。五者皆目之大变，不可救治。即小儿疳症、痰症，均能患此。又考日本普一之门人柁井生，疗一儿患疳眼者，瞳孔如猫目，运转无度，其色或黄或灰白，时时变换，无定色矣。厥后眼珠迸出，垂下至颊，疼痛殊甚。今巴黎女子之目，得母类此乎。去年治一吴某，因平日花柳太过，顿成内障，时有红绿诸色，环绕于两目之前，是亦将盲之候也。女子之应时而变者，试更进而申其说。《灵枢·大惑论》曰：五脏六腑之精气，皆上注于目而为之睛，常则精气为之注，病则淫气为之现，理或然也。《甲乙经》曰：子时脉行足少阳胆，丑时脉行足厥阴肝，肝与胆为表里，其属木，其色青，巽风动，而乌珠青反为蓝。至寅卯时，脉行手太阴肺、手阳明大肠，此时不现他色者，因木旺侮金，而金失其权，故早晨青而仍还本位。交辰巳时，脉行足阳明胃、足太阴脾，脾土属黄，其现绿色也，肝胆之克脾土，合青黄而为绿色者也。在正午及未时之间，脉行手少阴心、手太阳小肠，属丙火用事之时，其现赤色宜也。其在申时，脉行足太阳膀胱，属壬水泛滥之际，其现白色亦宜也。交酉戌时，脉行足少阴肾、手厥阴心胞，黑与灰色，亦固其所。此非穿凿其说，附会其词，方书之班班可考者也。略举一二，以释犹豫云尔。

（《绍兴医药学报》1935 年 12 月）

偷针眼治愈之鉴证并为刺疗术相类之印证篇续一言

王赓吟[1]

偷针眼（北方俗名绝眼）本属小恙，不治亦愈，似乎无关重轻，然不之治，愈须历时五七日。此五七日中，眼皮肿痛，不惟有碍观瞻，设或饮食不慎（如食姜类），眼皮即遗瘢痕，对于容颜，有碍美观。故恙虽小，总是从速治愈为妙。赓吟收到杂志二周特刊之次，于百忙中，抽暇浏览一遍，见杂志栏，刊载

① 王赓吟：民国时期医家，曾在《针灸杂志》发表文章多篇。

姜社友公布"公开秘不传人之刺疔术有相类之印证"一篇，得知偷针刺膏肓穴处之红点可痊。不意未过三天，于十月之十七日，右眼忽觉胀痛，翌日，下眼皮肿起，偷针眼疮形具，要公待理，视觉碍极，念及刺背后红点可愈之语，当即脱去上衣，着人检视背部，果有红点一粒，但不在膏肓穴处，而值近脊之左约仅一韭叶许，且细小不及米粒。疑其或非，乃求愈心急，别无良计，遂取毫针挑破之，时在十八日下午一时，次晨早起，偷针眼已不翼而飞。计共十六句钟，而消方盛偷针眼疮于无形，技良得矣，理诚玄焉！不禁心中以有所感，夫社友姜君，本谓红点在膏肓穴处，今以经验知其不可执固，不然，拘执四椎离开三寸之语，则吾背上之红点，离脊仅如韭叶许，将不认其为偷针治法之刺穴矣。误其为误而不之刺，偷针又何能瞬夕即愈哉！谨以至诚，供献于吾社同志之前曰，针灸取穴，只可以穴道部位为准的，仍须加以心意之消息，幸勿拘泥书载分寸，以致误人也。至姜君所谓贾社友之刺疔术，只说从肩胛骨下横量至脊五分许，语无界线，难为心悟，予则谓此正可为施术者留一从权之余地，实际良不可以厚非。社友姜君，其亦以区区愚见为然欤。

（《针灸杂志》1935 年 12 月）

目疾治法概论

鲍斯明[①]

人之两目，其能照万物察秋毫者，赖脏腑之精英，气血之荣华聚之也。夫风轮属肝，水轮属肾，气轮属肺，两眦属心，眼胞属脾，若损其一，则目病矣。目疾一科，粗观之似甚简易，然欲知堂奥，出而救人，则非熟读深思，实难有得。致病之原详分条理，无异内外各科，如由风、寒、暑、湿、燥、火外因者，其病暴发疼痛，白睛红肿，眵泪赤烂，其势虽急，尚无大患。治之概以泻清消散逐邪之法，然不可滥用硝黄龙胆，致伤生生之源。如遇年迈力衰，当须佐以扶正之品以监之。由喜、怒、忧、思、悲、恐、惊七情内伤及房劳过度者，其发乌珠凹凸，瞳

① 鲍斯明：民国时期医家，曾在《中医世界》杂志中发表眼科相关文章。

神失常，或大或小，收效无权，视物不清，能远怯近，能近怯远，鸡盲内障，其势虽缓，实属可虑。治之当以温，补滋养为主，然不过用参术以助其火，归地以堵其余邪，亦有虚中之实，实中之虚，更须见机而变通，不可执一而施也。亦有因饮食不节，饥饱劳欲，其病如小儿疳眼，目闭不开，翳障枯凸等症，治之当以扶土生金，升清降浊为主，大苦大寒之味切不可施。更有被跌仆物击者，则当活血疏风为先，苦寒之品更不可沾唇，反之则祸不旋踵矣。

治目疾通分三法，外点内服手术是也。此三者以内服为主要。因一病之起，相应脏腑经络，考其虚实、寒热、表里、邪正别男女老幼，强弱新久，方施补泻温凉，犹釜底抽薪，至当之法也。有因久星厚障，全仗内服，恐上腾药力有限，去之较慢，故须外点丹，药更臻速效。有患拳毛倒睫、胬肉攀睛、白内障、另开瞳孔及诸久年顽固形质掩睛，药石难去，或不及手术之迅速者，则当施用手术以去之。有云：目疾只须外点及手术二法即可疗治百病，是甚荒谬言也。例如白睛红赤，用收缩血管性药以点之，使红骤退，然不知红者，内蕴邪热也。非眼之皮表热也，热从内炽而烙络脉也，若仅外点此药，血络收小，固能使红骤退，著一时之效能，不数分钟而复还，仍非永逸之法。必须待内邪自消，目红自能随之而退矣。治他病亦然手术一法，仅可施于权时，决不能认为治目疾之通常成法。如遇血壅热极，病势危急，或顽固难去，药石无济者，当施刀针以去导之。若以普通目疾而无用手术之必要或病由虚起而反施之，劫其无辜之精华，则病益剧矣。总之治目之法，须重根本治疗，点药手术不过，辅内服之不足而已矣。

（《中医世界》1936 年 1 月）

突眼瘿

谢则仁[①]

民国六年秋，吾友林君简良之夫人，年廿五六，曾患此疾。当时不知

① 谢则仁：民国时期广东著名医家，曾任广东梅县国医专科学校校董。曾在《神州国医学报》《中医新生命》《医界春秋》等杂志中发表文章多篇。

其名，据证候诊断，以为其发病在肝脾，其原因在肾，其病状眼大而突，颏下横起椭圆形大如鸡卵高约二分之核，且硬，皮色不变，呼吸困难，夜间能远闻其鼾睡声，足行一二百步则跌仆，两手横平举起则颤动，胃纳不多，易饥，日食四五飧，不饱。西医名突眼瘿，为甲状腺病。英美两国，此病女多于男数十倍，其定义系甲状腺肿，眼球突出，心动过速，肌颤，由传染而来，有一家病数人者，甲状腺炎。忧虑，神经长期受扰，精神震撼惊吓，以及生殖神经系改变等，对于此病，有甚大之原因。有急慢性二种，急性者则数日而死，慢性者能延至数年，其治法不外静养、补益二种。心部敷冰囊，内服则贝拉朵那、麦角、磷酸钠及砒，或单以碘之小剂治之。或碘化钾或碘化钠，以此药能兴奋该腺，增进其官能之故。考之中医籍，无相当病名。林君曾受新教育，且曾做经纪获利，感情极笃之夫人病，自然不惜小资，且极信西医，其时梅县有德国创立之德济医院，设备颇完，有瑞士人宝为善为医生，林君之夫人，因未生子，故忧郁以至神经衰弱，于二三月间起病，即由宝医生医治。静养居近山之寺，雇妇人轮流奉侍，补益之药饵及食品，服食殆遍。医治已六阅月，无效。林君忧之，是年秋，适不佞长梅县教育会，林君知不佞读过医书，强邀诊焉。其时不佞尚在生克气化之歧路间，笃守寸关尺三部之脉。林君之夫人，其病如上述外，其脉数极，每息八至以上，且真真奇怪，寸尺两部皆有，独中间之关部则无，两手皆然。夫脉为血管，生理学所证明，断无三指同按，前后二指皆有，独中指则无之理。至今十七八年，尚未明其故。且愈读书愈不明，但当时之意，以为肾衰，水不生木，木无水生则横，木横克土，二关之脉，即肝脾二脏所分配，肝脾二脏受伤，所以二关脉独无也。治此病者，宜平其肝木，则不克土，而脾旺，滋其肾水，则吸气可到丹田，清其肺金，则呼气顺利而不急剧上冲，是则鼾声可息，眼自不致大而突，颜下之核，亦可平而软，足自能行，手不颤动矣。此等颟顸之说，有碍观听，但旧时理想，如是而已。至治法别无成方及相当之病可仿，一时主张，疏方为桔梗、生芍、生甘、尖贝、甘杞、杭菊，共六味药，谓以生芍平肝，杭菊理眼，甘杞滋肾，桔梗、生甘治颏下之核，尖贝清肺，甘草和药，以觅其功，而收其效。讵服药至十剂，病竟见愈十之三四。后陆续加西洋参、当归、熟地，每日或间日一服药，服至三四十剂，竟获痊愈。林君喜甚，酬报甚厚，并以告宝医生，宝医生亦奇喜。谓此病西医尚未研究结果，无特效药，当将药方抄去，谓伊不日回国，回国后当化验发表，以不佞发明云云。今回去十余年，未有接信报告。近数年敝处大玩程姓一妇人，溪口古姓一妇人，均廿余岁，亦患此病，但较轻，惟眼大而突耳。来诊后均曾一二次转方，再后未知其效与否。夫此病之说理，西医颇详实可信，查其用药，多矿属及金属者，取兴奋增进作用。此病之原因由衰弱，其宜补益无疑，惟不佞所用之药，无矿金二属者，不外补益相同而已。西医治六阅月未愈者，不佞于二月而愈之，此用药上太有研究价值也。

（《中医新生命》1936 年 1 月）

读陈伯涛先生所作眼珠见风流泪有感而言

黄国材

眼珠见风流泪（即迎风流泪）一病，中西眼科，均有此病名。在西医属于泪腺病，在中医属于肝肾虚。据伯涛先生说，中西医籍，却未之见闻也。盖由未深加研究眼科耳。查日医丹山《眼科讲义》，及泉次郎氏《眼科通论》、德医《可氏眼科》，均有“迎风流泪”之病名，中医《眼科大成》，及《审视瑶函》《眼科百问》《银海》《龙木》等，亦有“迎风流泪”独立病名，何得以脓漏性结膜炎混之？查脓漏性结膜炎，在中医眼科，属黄膜上冲及凝脂翳之类。因淋菌为害，症现结膜焮赤肿胀，睑肿如杯，分泌脓状泪眵，为一种急性传染眼病，治未得法，一星期内，可入盲籍。眼科专门陈滋，曾有详论，治案可查，由国材经验，亦莫不然。若迎风流泪为一种慢性眼病，结膜眼睑，无红肿发现，两病对勘，真有天渊之别。熟于眼科者，自能明了。推想命题意见，只说眼珠见风流泪云云。应征者仅可如题作文，不能题外另生枝节也。今以医学有关生命，不揣冒昧，直呈意见，深望恕原。

（《医学杂志》1936 年 2 月）

患眼者宜速治论

梁朝浦

目为司视之官，五脏之精华所聚，为一身之主宰，五官之首领，视万物，察秋毫，有见即知，无微弗到，其为用盖甚大也。语云：天无二曜，一物无所生，人无两目，一物无所见，诚哉是言矣。夫目之精华，关夫五脏，五脏有病，现于五轮。故心有病则患在血轮，肝有病则患在风轮，脾有病则患在肉轮，肺有病则患在气轮，肾有病则患在水轮，是故五轮者病之标，而五脏者病之本也。然患之原因，事虽复杂，而患之大要，不出数端。一则膏粱过度，饮食不调；一则酒色是耽，嗜欲无制，七情之所累，六淫之所伤，凡此均能致患也。若夫风尘烟障，不知戒避，竭视劳瞻，不知养息，为患之溥，不可胜计。但疾既成矣，应宜速治，倘吝惜赀财而放弃，或忌服药物而讳疾，卒至久成痼疾，贻累终身。即虽卢扁复生，华佗再世，亦无所施其术矣。语曰：欲无其患，先制其微。盖言疾之初起，即须调治也，夫病之始发，如火之始然，火焚而不速救，难免燎原之害。眼患而不速治，必贻后悔之忧，若治之稍迟，只可保存其半，必也始患即治，防微杜渐，乃可复元也。故不医必瞎，理有固然，妇人孺子，亦所共明也。患眼者其可不速治乎！

（《医学杂志》1936 年 2 月）

眼科简易补编序

秦伯未[①]

医有专家者，若妇科，若外科，若咽喉，若眼目，得一技之长，辄可传闻于

① 秦伯未(1901—1970)：上海人。出身儒医世家。1919 年入上海中医专门学校，在名医丁甘仁门下攻读中医。1923 年毕业留校任教。1927 年于王一仁、章次公、严苍山等创办上海中医学院，1930 年创办中医指导社，主编《中医指导丛书》《中医指导录》等杂志。著有《秦氏内经学》《内经类证》等。

世，子若孙更得以世医自炫。余交接所谓世医者众矣，非摭拾先人一二成方，即涉览一二专集，询之《内经》《伤寒》之学，瞠目不知对，而觍然曰，此内科之事，非吾侪所长也。噫嘻！妇人之异于男子者何如？外疡之不从内生者几何？咽喉眼目等症，宁独不涉于脏腑欤？夫医之贵专科者，以其能包揽乎众，致力于一，凡此基本学科，不能完成，即欲睥睨一切，直皮毛耳，专精云何哉！玉山聂君子因，以内科世其业，而亦以眼科称于世，家藏眼科简易补编珍本，整理付梓，问序于余，余于眼科非所长，差能别虚实寒热而已，忆有病目赤者，专家以为风火，轻清宣散不效，诊得脉细肭冷，进八味而瘥。有病肿者，专家亦以风火治，诊得脉滑便必进凉膈而消。盖本内科以论治，能治其本，即除其标。《内经》云：五脏六腑之精气，皆上注于目而为之精。症虽见于外，情实萦于内也。今观此书，不用针刀钩割，纯以汤液为主，而点药尚次之，聂君因谓斯真易简，余独谓斯真能从内脏气化参透而来，非皮毛之学，乃专精之至。亦惟聂君邃于内科，乃能获其至精，以为自用，而并以眼科称于世也。君远居江右，江右为我幼时侍宦旧游之地，不意今得神交，而复能气味相投，旨趣同途，岂仅寄相思于匡庐烟霭，鄱阳波泽已耶。率书数语，聊抒胸臆，并志因缘。

（《中医世界》1936年5月）

可怕的沙眼

储雨田[①]

一、绪论

（一）沙眼与人生之重要性

眼睛是人生五官之一，人们的活动和美感的中心；在日常生活或吸收各种知识，均须依赖到它。所以凡遇眼睛有病的时候，人生便要受到莫大的打

① 储雨田：民国时期医家，曾在《中西医药》中发表文章。

击。本病轻度的时候，并不感痛苦，只时有眼脂或眼睛疲劳流泪或异物之感觉；重症者，则羞明疼痛及视力障碍等；一般的中国人，都要到觉得疼痛或至视力障碍时方去诊治，以致错过诊治之时机，无法挽救，而失去人生之幸福，故沙眼对于吾人之保健上，是绝对不可轻视的，但因预防治疗的严厉，欧罗巴之一部（除匈牙利东，普鲁西外）及亚米利加合众国，迄至今日，本病殆已绝迹；惟中国、日本及俄国等处，仍然是猖獗着。

（二）沙眼与国家的危险性

有人曾根据很精密的调查，为中国的盲者作过很精密的统计：如果叫这些盲人列成单行，不间日夜地从你身边走过，每个钟点，平均走过四千人，那你至少要有一个月不得睡眠；如果再令那些从困苦生活中间挣扎着的将盲而未盲的人，也一样的成行走过，那你便要六个月不能入眠，不能行动了。现在中国双目失明的人，至少有着三百万，一目失明的人，有着五百多万，至于将盲而未盲的人，尚有两千多万。我们已知道，中国经济上最大的损失，是兵灾、天灾和疾病，然在这三项中间，还要算疾病比较重要些。这句话，即是当今有名的经济学家也不能不承认。中国所流传的病症甚多，但使经济上直接间接受影响的，便是推之于沙眼。我们即以以上统计作个总结账：以上二千五百多万的人，均要减少工作能率，且不日的将来，便亦要加入那双目失明的队伍，更如以上三百万的重症患者，不但是失了个人的生产能力，却还要消耗社会的物质，所以沙眼确可影响及国家的经济的。而且，在小孩的时候，染了这病，则成长力会被阻止，未来的国民，会因此而损失健康，民族的体格，会因此而减弱。所以扑灭沙眼，为中国目前最紧要的工作。

二、沙眼的意义历史和病因

意义：沙眼在希腊语中，即为荒芜之意，因本症在眼睑结膜上发生许多小颗粒，故又名颗粒性结膜炎，或称荒芜性结膜炎，普通所言，乃因眼睑结膜面发生粗糙之故。

历史：本病发原于何时，至今尚未有确切的证明，查我国明代的医书中，对于本症已有详明的记载。日本在德川时代，亦已明切的记载着本病。

在西洋的医学史上，有人却证明本症在罗马的时代就发现了。据现在所传及研究所得比较确切之结果，是在一七九八年至一八〇一年拿破仑远征埃及时所发现。因当时之埃及，流行着本病，拿破仑率军三万五千至该地，军中兵士，突然发现急剧眼炎，由少而多，以致不能作战，拿氏亦只得引军归欧，但所经之地，皆传染了本症，嗣后这军人又从军普奥等国，才把本症，蔓延于全欧。故当时之本病，又有埃及军人眼病之别名。

病因：最先研究本病之病菌者，为可哥幸区斯氏（Koch Weks），他在埃及研究本病，发现其病菌，可惜所发现的，并非沙眼的病原菌，乃是一种急性结膜炎的起炎体，即所谓可哥幸区斯氏菌。当时的沙眼虽盛行于全欧，可是没有那个研究出其病原菌。后来虽然经科学家孜孜矻矻地研究了七十余年，而至今的结果，对于他的病原菌，仍是甲讲乙驳着，未得正确的结论。

三、沙眼的症候经过及种类

症候及经过：本病极为顽固，在初发时眼睑结膜发红，表面散布许多黄灰白色，圆形的颗粒，上眼睑多于下眼睑，视物时，感觉涩滞，眼睛疲劳；泪液分泌很多，以后眼珠渐生云翳，以致妨碍视线，逐渐发热作痛，云翳扩大，睫毛乱生，上眼睑下垂，难于上举，眼睑内翻睫毛刺眼作痛，终致失明。若在病之初期，急剧发生者，则为急性；不知不识之间而感染者，则为慢性。

（一）分期

本病之程度大约可分下列四期。

第一期：大概无自觉的症候，偶因诊治他病，或诊断健康而发现者甚多；或于注视之特，眼觉违和，常感痛痒而知者。

第二期：则眼脂分泌过多，痛痒增加，眼睑之内面，发生颗粒，试将下眼睑翻转，可见其结膜发赤，充血溷浊，于眼睑结膜及穹隆部，有带着黄白色，形似砂粒或蛙卵之颗粒，散布于表面。

第三期：眼睑之颗粒，虽被吸收，然常惹起角膜之疾患，故此期最为可惧，患者多羞明，流泪，灼热，眼球亦感疼痛，贵重之角膜上，发生云翳，至于视力不明，此期虽就医，而时已晚，每有因此而失明者。其他有因泪道闭塞，流泪不止，其后变为脓性者。

第四期：即所谓瘢痕期，眼睑结膜，及软骨发生萎缩，而成瘢痕，眼睑里面毫无光泽，且有变形，而眼睑缘因眼球之压迫，流泪湿润，终至糜烂，此外并发生睫毛乱生症，或眼睑内翻，睫毛逆入，每当瞬目，则感疼痛，视力或丧失一部分，或全部失明。

（二）种类

本病计可分五种，略述如下。

1. 胶状性沙眼　其颗粒软化，上皮有发生玻璃状的外形，或脂肪变性而成胶状；

2. 颗粒性沙眼　眼睑结膜发赤，生多数颗粒，状如西米 Sago 粥粒，在上眼睑穹隆部尤多；其中有显明之淋巴滤泡。

3. 乳头性沙眼　结膜面仅有高度之乳头性增殖，而无颗粒性者相杂，结膜的线状层肥大而发生隆起，上皮跟着起伏而发生皱襞，或呈覆盆子状的外观。

4. 瘢痕性沙眼　颗和乳头增殖消退后，结膜面苍白色之瘢痕性索条，渐增加，终亙全面呈苍白色而坚韧滑泽，同时眼睑软骨，亦多肥厚或弯曲，穹隆状结膜，因之而萎缩，甚至消失，这种沙眼，于末期常见之。

5. 混合性沙眼　上述数种沙眼，不能分明区别，为吾人常见者，称为混合性沙眼，本病之合并症中，最常见者，计有下列数种。

（1）沙眼性垂帘，角膜表面混浊，同时有血管新生，视力因之发生障碍，或引起角膜溃疡，羞明疼痛，重者往往失明。

（2）泪囊狭窄及慢性泪囊炎。前者流泪不止，后者泪囊化脓，用指压内眦部，则脓汁由泪点流出，易成匐行性角膜溃疡，颇为危险。

（3）眼睑软骨，肥厚弯曲而呈内翻症，同时有睫毛倒生，而引起异物之感或视力障碍。

（4）眼球狭窄及结膜干燥症。本症易引起疼痛，亦甚危险。

今更将一九二一年，日本内务省卫生局公布之沙眼诊断分类标准，记之如下，以供读者参考：

1. 重症沙眼

(1) 结膜之部分,发生颗粒者和颗粒发生同时有显著之乳嘴之增殖者,或有高度之炎症,而分泌旺盛者。

(2) 沙眼性重帘医在进行中者。

2. 轻症沙眼

(1) 颗粒之发生乳嘴的增殖等,沙眼性病症,而限于眼睑结膜之内外眦部半月状皱襞或穹隆者。

(2) 眼睑结膜渐变轻度,且分泌少者。

3. 沙眼疑似症

(1) 和沙眼的症状类同,但不能即刻诊断为沙眼者。

(2) 于结膜有可疑之沙眼,经过的瘢痕,而且有炎症者。

四、沙眼的预防法:个人、家庭、学校、社会

沙眼之传染,并非和患者相见或相看而能传染的。其传染的路径,不外下列二种:一种是接触了患者眼睛分泌物而传染的;一种是和患者共用器具卧室而传染到的。前者由接吻或握手而染得;后者乃共用洗面器或衣服而染得的。所以,预防本病的方法,总是和患者相隔离,而少接触为原则,读者倘能固守以下诸条件,则预防不难矣!

(一) 个人预防法

(1) 指甲常须剪除,以免病菌蓄其内,以兹传染。

(2) 患者接触眼睛后之手,宜充分消毒,或用酒精,或用石碱洗涤之。

(3) 面布手巾宜自备,不可与人共用。

(4) 凡患者所服用之器物,勿与其接触。

(5) 尘埃煤烟,均为本病传染诱因,故外出之时,宜载以墨色之风镜为宜。

(6) 尘砂入眼,不宜立时摩擦,应闭目静心,以待眼之消毒;如不能忍,可用硼酸水洗眼。

(7) 每年举行体格检查二次,以免本病之潜伏。

(8) 一知有本病潜伏,即刻请医生诊治之。

(二) 家庭预防法

(1) 尘埃易为本病媒介,故家室之中,应常常打扫清洁。

(2) 住室要合于卫生,须使空气流通,光线充足,以免眼睛过劳。

(3) 家中如有患者,应设法和他隔离,不与共寝或共食。

(4) 虽在一家,面布手帕,亦宜区别清楚,不宜混用。

(5) 家中之器具及衣服,宜时时洗涤,且干燥之。

(6) 娶妻或雇仆时,应检查其有无沙眼,有者应予缓用。

(7) 家中大小人员,应每年检查眼睛一次或至二次,视其有无沙眼病。

(8) 家中儿童,接到校方之通知,为患沙眼而令其停学者,家中应积极设法,嗣其治疗痊愈再入学校。

(三) 学校预防法

(1) 学校教师须无沙眼之患者。

(2) 常常举行讲演会,使学生们得到眼睛卫生的正确思想。

(3) 常常举行恳亲会,藉以宣传沙眼之厉害,促进学生家长们的卫生思想。

(4) 在小孩入学之一年前,检查其有无沙眼,如有发现。则令其治愈后,而准其入学。

(5) 废除公用洗面器。

(6) 督促全校学生们,自备手帕。

(7) 校舍须合于卫生。

(8) 常常举行清洁检查,并督率学生们剪除指甲。

(9) 每年举行体格检查一次或二次,如遇有本病患者应令其修学而治疗之。在未令修学之前,应用隔离的方法,而避免其传染。隔离法如下:① 区别患者之座位及书架。② 不用公共之物品。③ 患者物品,应令其另置一处。④ 不准其参加连手游戏。⑤ 患者所用之校具,须常常加以消毒。

(四) 社会预防法

1. 政府应负责者

(1) 颁布预防沙眼之检眼法令,进强迫施行检查一次。

(2) 放各乡镇城治,开设专门治疗所,遇有贫民,应施行免费治疗。

(3) 开设讲演所,以宣传本病之病理及治疗法。

(4) 凡于本病有卓著成绩者,应予褒奖。

(5) 本病扑灭或预防的费用,应由国库拨给之。

(6) 公共场所或大街小巷中,应令清道夫扫净,以免尘埃之飞扬。

2. 公民应负责者

(1) 查知某乙有沙眼者,应报告于市政厅,予以治疗。

(2) 捐助私产,广设慈善医院,令贫病患者,得以免费治疗。

(3) 有本病之知识者,应施教于无知者。

(4) 凡酒楼戏馆,及公共场所,应取消手巾把。

五、沙眼的治疗法

沙眼系慢性病,必须经长时间的治疗,方得痊愈。多数的患者,经过旬日的治疗,因不见其速效,便自暴自弃,断定这病是不能治愈的,断绝念头,不再忍耐去就医,或未愈而稍见放松者,亦不再继续治疗。及病复发时,即归罪于医师。更有许多初期患者,因本疑不觉妨碍工作,亦就忽略,以致愈变愈剧,失去治疗之时机,而至无可挽救。故无本病者,应极力预防而求免;已染着者,应速行就医,而达痊愈。今把本病简单之处方,摘选如次,以供读者诸君之参考。

(一) 第一期

大概是无自觉的症候;在注视事,眼觉违和或感疼痛,如是者,可用2%~4%之硼酸(acid boric)水溶液洗眼。

(二) 第二期

眼分泌过多,痛痒增加,结膜发赤者,其治疗之法,可有下列数种。

(1) 硫酸铜溶液(cup. sulf)及硫酸铜棒(copper. sulph. stick)。硫酸铜为蓝色之结晶体,有收敛性及腐蚀性,故用以腐蚀沙眼之沙粒,效力甚大。熔制为杆,即成硫酸铜棒,用以涂擦眼睑结膜,而腐蚀其沙粒,不过,微有疼痛,且勿用力涂擦。擦过以后,用生理食盐水0.85%棉花拭去。如以硫酸铜配做溶液,其作用亦同。配合之分量如下:

Rp 处方：

硫酸铜(copper sulph.)　　　　0.5～2.0

蒸馏水(aq dest)　　　　ad 100.0

注意：① 0.5%溶液，患者可以自用。② 硫酸铜棒及 1%～2%之溶液，医师方可用。

(2) 硫酸锌溶液(zine sulf)。硫酸锌为无色之结晶体，富收敛性，普通溶液。使用时，由滴管吸入此溶液少许，然后令患者坐下，眼向上看，用两手之食指，拨开两下眼皮，将滴管内药水，徐徐滴于结膜上面，最后给予患者消毒棉，令其拭净。

Rp 处方：

硫酸锌(zine sulf)　　　　0.08

蒸馏水(aq dest)　　　　10.0

注意：该溶液切勿滴于巩膜上(sclerotic coat)。

(3) 硝酸银溶液(argent)。硝酸银为无色板状体之结晶，有腐蚀及收敛性，为杀菌消炎之良药。普通常用 0.3%～2%之溶液点眼；分泌物多时，用 1%～2%溶液点眼。但在点眼后，须用生理水洗眼，健眼内过剩之药液中和，而免除疼痛。

Rp 处方：

硝酸银(argent nitr)　　　　0.3～2.0

蒸馏水(aq dest)　　　　ad 100.0

注意：① 欲镇静刺激，可施用冷罨法，故本方须由医师或有经验之护士用之。② 本药液须贮于有色瓶内。

(三) 第三期及第四期

此二期最为危险，偶不留心，即能失明。在第三期的时候，患者多觉羞明流泪灼热，角膜上或且发生云翳。至第四期，眼睑糜烂，或且发生睫毛乱生症，到这时候，便难以治愈了。若是已经到了这个地步，便应该即刻赴医院急治，否则，便有重大之危险性。

附：近代治疗沙眼之良药二种。

(1) 特乐固明(trocoomin)。

(2) 石良氏沙眼膏(trocoo,salontole)。

六、治疗上的注意：医师之注意、患者之注意

本病系慢性病之一,故治疗必久,方得痊愈。本病之进行治疗时,有所注意者,今分下列二方面述之。

(一) 医师应注意之事项

(1) 配制点眼药的水,须用蒸馏水。

(2) 配点眼药时,主药须完全溶解。

(3) 配制点眼药之水,必须滤过。

(4) 主药难溶解时,切不可加热使其溶解,以免冷后复生结晶。

(5) 点眼药之药液,须贮于有色瓶内。

(6) 点眼药须放置冷暗阴湿处。

(7) 点眼药配置过久者,不宜应用。

(8) 在治疗或治愈后,鲜告患者,对于眼之摄生法。

(二) 患者应注意之事项

(1) 患者稍觉眼内异常时,即应就医诊视,若已发觉有本病时,应即速治疗,以免错过治疗之时机。

(2) 药物之服用,无论其为点眼药、洗眼药或内用药,均须听从医师之指导。

(3) 治疗时,如遇注射、摩擦,或烧勺压榨时,均有微痛,不可忌避,须有忍耐,以期痊愈。

(4) 药瓶用后宜紧塞,放置妥当,以免他物之混入。

(5) 患者之住宅,宜适合卫生,室内须常常打扫,以免尘埃之飞,空气宜流通,以免污浊而使呼吸不畅,光线宜充足,以免眼睛之过劳,而不易痊愈。

(6) 患者之食物,宜禁忌一切富于辛辣之刺激性食品,对于滋养之食品,则可任意选择之。

(7) 患者觉眼睛发痒时,勿用手指抹拭,须用药布或毛巾抹拭,在拭物

污秽时，宜更洗之。

(8) 患者在本病未愈或初愈时，宜提早睡眠时间。

(9) 患者若仅一眼罹本病，他眼尚健全者，在洗面时，宜先洗健全之眼，然后再洗患眼。

(10) 患者宜对有色眼镜，以避免强光之直射，或尘埃之侵入。

(11) 患者对于眼药的选择，宜有确切的认识，对于江湖卖药者所售之眼药，切忌乱用。

(12) 本病治愈，仍须注意摄生，以免万一，而再复染。

七、结论

沙眼之危险，已述之如上。因为本病为国家之一重大问题，所以不得不详加研究，而设法预防。欧洲各国，对于本病，都严加处置，至今已不多发现。日本对于本病，都亦加以严密的检查及治疗，现今亦将告绝迹。我们中国，素称四千余年的文明古国，而这种可怕的疾病，竟流布于全国各地。政府方面，不能设法普及治疗所，以救济这般同胞们，智识浅愚之同胞，不知设法预防，以致染病者日众，绝不能灭绝，自此以梭，希望全国同胞，共同努力，设法预防，予以治疗，以期扑灭，而期绝迹。

(《中西医药》1936 年 5 月)

沙眼之证治

顾小镇[①]

西医所称之沙眼症，从前各国人士患此者甚多，人皆畏之。近经各医学名家之努力，与夫各国政府之协助，已逐渐减少，惟吾国患此病者，为数不少，已成为一种通俗病。而患此病者，大多又为知识阶级之多数学生。据西医之

① 顾小镇：民国时期医家，顾仰镇之子。写此文时年方弱冠，深得医界前辈赞赏。

言，只知是一种传染性之流行病，问其病之原因，则尚未得确实之解答。考之吾国眼科医书，虽无沙眼之名，而椒疮与粟疮二种，则各书中早有论及，不过普通人未曾研究，不能明白此中道理耳。小镇不敏，敢将平日研究所得，试一述之。

椒疮者，即西医所谓之急性沙眼是也。在上胞下睑中间，皆生出一粒粒花椒状坚硬红瘰，甚者如杨梅一样，内有白色浆汁，其症状为多泪，赤肿，涩痛，痒而不便开张，渐渐摩擦瞳人而生翳膜。《内经》云：目者，五脏六腑之精也。又曰：诸脉者皆属于目，目得血而能视。故脏腑精气皆上注于目而为睛，白睛属肺，黑睛属肝，瞳人属肾，两眦属心，上下两胞属脾，故此乃全系脾家之病也。脾经虚而受邪热之侵逼，以致作痒流泪，用手揉擦，或过进寒冷，则眼胞内瘀血凝滞不散，或因劳役、酒色过度，由血缕而渐成疙瘩。

粟疮者，即慢性沙眼是也，脾经受着湿热则气滞，眼腺中血不能畅行，胞内生出一种颗粒，其形状是黄而软，像金珠一样。在前面所说之椒疮，虽红坚，然易散。此则黄软而不易散也。患此症者，每于晚间，或看书作手工，过用目力之后，时觉沙涩，疼痛难开，何也？《经》云：肝开窍于目，肝藏血，目得血而能视，目之恃肝血以为养，从可知矣。脾为五脏之本，生生之原，今脾为湿热蕴结，土气不舒，肝木失其条达之性，肝血因而亏虚，不能上荣于目，故一着力即易动火发炎，如已消失调节能力之马达引擎，走动时间稍久，便即发热，初无二致，其不能劳神久视，势所必然矣。

此种病症，不惟富有传染力，且具有遗传性。其所以能传染者，因患者眼胞中生有一种脓胞，眼皮内之纤维素，便排泄出一种脓液，其中含有细菌，生存在表皮上面，使人发痒或不舒服，致以手指时时去揩擦，此种细菌，即寄生于手指上，凡物一经其手，再与他人接触，自有传染之可能性。或与之握手，亦能传染。患者之洗面巾，多带有病菌，亦能传染。其最易传染者，则为一家之人，因其起居饮食之环境，大概相同，且多接触之机会故也。至于遗传性，则关于血统关系，非一言所能尽也。

此病极顽固难治，患者之痛苦，初不待言。治之之法，最好是预防。不与患者接近，不与之握手，不用其手帕面巾，如此，可免传染之患矣。

既患此症以后，即当从速治疗。内服清理脾肝两脏之药，一面施用手术，可望痊愈。近人多相信西医，其实西医之治法，除刀刮火烙之外，无他巧妙，不如国医之内外兼治，面面顾到也。且国医之良者，其外科手术，实不亚于西法也。

治疗之外，贵在静养。平时少用目力，蝇头细字之书报，不可观看，强烈之太阳光下，黯淡之灯光下，均不可看书写字。及其他一切工作，尤须避免烦恼，调节饮食，然后治疗易于见功也。

（《神州国医学报》1936 年 10 月）

中医眼科手术

镇 某

我国医学，发源甚早，然我人固未可以现代科学眼光责备古人之简陋也，考之文献，则知汉以前未有专门眼科之说，唐宋后始有论述，且于眼科之外科手术，亦有针割钩烙等法，惟此项手术，始于何时，是否我国所发明，抑由欧西流入，无确实之考证，未便轻下论断。而近人能善此手术者，实属罕睹，向悉俞歧山先生能此，各种手术名称，如拨瞳反背、割泪管、割蟹珠厚障、割白内障、割拳毛倒睫、割胬肉攀睛、另开瞳孔、炮烙眼肉、割斗眼睛、换角膜、割沙眼、割鸡冠蚬肉、割眼弦反转等，此乃中医手术之最高明者，诚能爱护中医，于此尤当致意也。

（《光华医药杂志》1937 年 3 月）

中医眼科手术续

叶劲秋[①]

中医以漠视解剖，致生理脏腑有所失真，乃于间疾探源之际，又未便略而

① 叶劲秋（1900—1955）：浙江嘉善人。1918 年起就读于上海中医专门学校，于 1922 年第二届毕业后留校任教。1934 年就读于江苏医政学院。在随丁甘仁学习之际，深得其传，尤于喉证（喉痧、白喉、梅核气等）的治疗颇得心传，并有所发挥。1929 年，上海中医学会成立，被选为第一期评议员；新中国成立后，曾被邀为华东区中医代表，出席第一届全国卫生会议，并任上海市卫生局中医编审委员。

勿论，此架空附益之辞之所以不能免也，前人间亦论及，今人反咀之嚼之别有会心，中医之濡迟不前，亦宜矣。眼科医籍之首章，每列论五轮八廓之玄谈，然而张介宾曰：“眼目之一症，虽古有五轮八廓，及七十二症之辨，余尝细察之，似非切当之论，徒资惑乱不足凭也。”日人普一氏曰：“《龙木论》以后之诸书，徒因形状，以说其病名，或本五行配当之说，而架空阁虚，主张无益之赘论，亦何足辨乎。呜呼！阴阳家惑乱吾道，其害岂浅浅耶，志斯道者，开一双之活眼，不看破五轮八廓之妄说，则入其门户，搜其蕴奥亦难矣，故予欲辟草莱，剪荆棘，使后人无迷路之忧，学者宜注意而剔除旧染陋弊实心实事焉。”我国医学发源甚早，然汉以前未有专门眼科之说，唐宋后始有论述，且于眼科之外科手术，亦有针割钩烙等法，近日国人尚有能此手术者，如拨瞳反背、割泪管、割蟹睛厚障、割白内障、割睫毛倒拳、割胬肉攀睛、另开瞳孔、炮烙眼肉、割斗睛眼、换角膜、割沙眼、割鸡冠蚬肉、割眼弦反转、金针拨内障等，此项手术，始于何时，是否我国所发明，抑由欧西流入，无确实之考证，未便轻下论断，诚能爱护中医者，于此尤宜三致意焉。

（《国医砥柱月刊》1937 年 5 月）

目疾经验谈

李菊荪[①]

夫《经》云，五脏六腑之精液，上注于目，则能视。五脏者以脾胃为中宫，最属紧要。前次，有正仪镇，刘显章之小儿，五岁，患红眼，初投医，均以为风火，投息风清热，不效，反增剧，双瞳生翳，渐而失明，中西医均束手。经余诊治，乃疳疾之眼，询之果然，食生冷，不忌之故。投以信谊食母生，五十片，每日三次，每次四片，调理脾胃，外投调元理疳方，生芪、雷丸、蔓荆子、地黄、芦荟、钩藤、元参、蒙花、蝉衣、白芍、肉果，服三帖。星翳退去，其色已淡。

（《国医导报》1940 年 5 月）

---

① 李菊荪：民国时期医家，著名眼科专家。曾在《复兴中医》等杂志中发表文章数篇。

论眼结膜干燥症之原因症状及国医治疗谈——补肝治眼

部香圃①

结膜干燥症(xerosisdonjmntivae)由于营养不良,食物中缺乏甲种维他命(vitamin A)为其主要原因,小儿乳汁不足,人工营养不良,成人体质薄弱,病后衰弱,监狱及孤儿饮食过于粗劣者,或患慢性胃肠炎者,均可发生本病。

结膜一部干燥,失去光泽,每作污秽暗赤色,泪液不能附着眼珠,转动时干燥部生种种方向行走之小点状,初起时虽只限局于角膜、鼻侧,或额颞侧,或眼眦部结膜,但病症增重时,干燥部即渐次增大,有时上下移行部结膜亦被波及,干燥部尤以角膜缘附近之球结膜表面生白色之斑点,状如石硷泡沫,多呈三角形,基底向角膜,尖端向眼角,称曰 Bitot 氏斑,为本病之特征,此由陷于脂肪变性之上皮细胞而成。

夜盲症为本病常发之合并症,患者每至黄昏即不能见物,乃视神经上皮细胞受营养障碍之征也,干燥进行至角膜时,角膜浑浊,作灰白色,恰如磨玻璃,甚至角膜化脓,而经至失明,曰角膜软化症(kerotomelacior),同时全身衰弱,皮肤干燥,颜貌羸瘦,并发肠胃及气管支气管。本病因维生素缺乏而生,故治疗必须改善营养,使患者多食富于 vitamin A 之各种食物,如鱼肝油、牛乳、鸡卵、鸡肝、绿色青菜果品等。

古时无科学的证明,故理论多属玄奥。《内经》岐伯曰:"有东方色青,入通于肝,开窍于目,藏精于肝。"所以后人治结膜干燥症以补肝为主,盖肝虚则神气枯瘁,目不明矣,以肝补肝之方,有鸡肝散,川乌一枚,如坏子一粒,研末,和雄鸡肝一个,煮熟食之;见《瑶函》一猪肝散,猪肝二两,切片,蛤粉壳、

① 部香圃:民国时期医家,曾在《中国医药月刊》《国医公报》等杂志中发表文章。

精草、夜明砂研末，掺肝内煮食；见《精微》《外台秘要》，治病后青盲，用羊肝切薄片，水浸吞之，凡肝制剂用之均有特效。

自德国医学家华尔特博士，发明眼疾由维他命治疗之论后，始悉甲种维他命存于动物之肝内者为多，所以用肝藏治疗干燥症有特效。

此外的药品治疗，如附子、干姜、肉桂、地黄、当归、柏子仁、菟丝子等，不外与奋强壮补血之意，用之亦有相当效验，与现在的鱼肝油、牛乳等补养是一个理。

小儿因疳疾而患干燥症者，俗称疳眼，《瑶函》经云："勿治其目，竟治其肝。"此言极是。

按以上干燥症的疗法，可以见到古人的经验可贵，现在的科学尤足取也，希望医同志，遵着学术无国界的道理利用现代的科学，发扬先哲的幽光。

（《中国医学月刊》1941 年 1 月）

黄膜眼浅说

孙镜阳[①]

黄膜眼之凶速：黄膜为眼科重症，其失明较速于脓漏眼。考古传诸眼科者，其述病原与治法，多不合符，故特浅说之。

古之黄膜定名与病原治法：黄膜乃古之定名，盖黄以色名，膜以形称耳。因古之医家，多有向五行八卦而推测者，见黄膜色黄，乃取义于中央戊己土，土色黄，土宜燥不宜湿，脾胃居中属土，故定其病原谓脾胃湿热蕴阻，治法则用通脾泻胃汤等，后学从之者，故鲜有效。

以上两节，非讪谤前贤，恐学者，崇仰古书虚理之文章，深印脑海，见实验之言，难起信心，仍偏执不能改。

① 孙镜阳：民国时期医家，曾在《国医导报》杂志中发表文章。

黄膜之真实病原与治法：余谓黄膜之起，由于潮热者居多，考其实际，系下黑睛内层积热化毒酿脓，故呈黄色，类如大指甲根半月形之白痕，惟此处之脓，无由得出，必藉手术，刺通黑睛，其脓方得由孔而泄，庶几有效。

间有不谙斯理者，专用内服与外点眼药，少数黄膜病，或竟得吸收缩少，渐至无踪。

又或有患黄膜者，适逢溃疡生于下黑睛，该部之黑睛本质，原已脆薄如纸，其脓内胀，由此脆薄处爆泄而愈者亦有之。

以上两端，盖亦病轻，体不甚衰与乎巧遇者也，总不足为训，不若刺之为安全。

刺孔之法，以金针或钢针均可，惟须清洁，粗细适当，粗则不易刺，细则脓难泄，刺之过深，则内部受伤，或虹彩破碎，或血络受损而血液漏泄，遍流瞳前，甚至充满黑暗。是黄膜之脓虽外泄疾愈，而目仍盲，可不惜哉。设刺之过浅，黑暗之本体未穿，脓亦无从外泄。故刺孔时，宜先以墨涂针为志，以定刺孔之深浅，一见墨汁着睛，即可将针拔出，脓汁即由孔射泄外出矣，甚有脓泄如射箭者。若脓未泄尽，第二次重刺之，其脓汁之外泄力即减，盖目中房水一时未复，乏推力故也。但脓之蕴藏多寡不一，有经一次之刺而脓汁即泄殆尽，或有经一次之刺，脓汁尚未泄尽，至第二天自能泄尽者，有至第二天脓仍未泄尽者，有经一次泄清，至明后天酸痛复作，黄膜复起，再刺而清者。有须经刺数次而清者，总之不问脓尽与否，但经刺后痛必止，光必增，其疾必告减轻，以至于痊愈。

有患目赤痛，或痛而兼酸者，经治酸痛不能止，及至下黑睛内层发现黄膜，经刺脓泄，酸痛始止。可知黄膜之脓，其于酸痛时，已早于下白睛内蕴酿而成矣。脓愈多，面积愈大，方见下黑睛内层有黄膜之发生。

惟须注意者，黄膜经刺脓尽，一过五天，可不再起。惟此五天内，每日应勤加诊察，见有黄脓，即可再刺。

凶危难愈之黄膜：以上所述各种黄膜，均可藉刺孔术而愈。但下述六种黄膜，凶危特甚，治愈者稀：① 黑睛起溃云膜，损伐太甚，兼患黄膜者凶。

②黄膜日久，脓质面积已长甚大者凶。③黄膜经刺数次，脓不减，或反多者凶。④小儿久泻，本元大亏，已成疳痨，潮热，起黄膜者凶。⑤小儿痧痞回后，潮热日久，体亏甚，成痧痨，起黄膜者凶。⑥小儿乏乳，成乳痨，起黄膜者凶。

［原按］黄膜即黄脓，宜施术刺之，已详于前。至详细刺法，及注射化脓杀菌剂，与中药各方等，限于篇幅，亦不一一。

（《国医导报》1941年10月）

略述眼科病症（翼状胬肉）

叶华林

本症中医名为攀睛（按：胬肉攀睛，《精微》《瑶函》等均混称，其实系二症，中医之胬肉，即淋病性眼炎而继起脓性全眼球炎者也）。先贤耐菴黄先生之所谓攀到乌轮成白翳之症也，此为三角形之膜襞肉内眦或外眦之球结合膜向角膜延长，其尖固连于角膜其底，展开与结合膜融合。

症状：初起时，该翼富有血管故色红，后则变为白色之腱性膜，徐徐长向角膜之中心，致结合膜略显炎状，卒则掩蔽角膜颇大之部分，后此不复进行，此病除略致惹状外，犹令貌不雅观，且或碍及眼球之转动，如延布角膜则障害视力，该翼寻常居角膜内侧，在外侧或两侧者少，此患见于单眼或双眼不定。

病因：有以此病初为球结合膜黄斑向角膜延长，且牵结合膜与俱所致者，多见于性躁暴悖、恣嗜辛热、劳心劳力、久暴风尘之老年人（如农工、御仆、车夫、泥水匠、水手等），上等社会中不常见之。

治法：初起该翼富有血管时，点凌霄散。三黄制甘石（另研取粉）一钱，牙硝（纸包焙去水气）取三分，飞朱砂三厘，正梅片一分。上药先各研粉照分，加梅片合与为粉过罗，瓷瓶密贮听用。若进而变为白色之腱性膜，徐徐长向角膜之中心，致结膜显炎状时，则改用青金丹。苦杏仁霜一钱，明矾（另研取筛粉)一钱，正铜绿(另研筛粉)一钱，正梅片一分五厘(与匀过筛收贮)，久点可以消退。同时并可投以泻心汤：川连、前仁、生地、枳壳、荆芥、北风、赤芍、黑栀、石膏、连翘、归尾，与服。苟性膜为掩蔽角膜之大部，点药已难消，则宜用红矾化水蘸洗患处，待肉皱起，以左手按定勿令移动，用针穿钩勾，或钳子夹定，乃用眉刀割去，以京墨涂之，更仿《瑶函》用烙器慰之，或采用电烙法以免复长。

(《华西医药杂志》1946年12月)

论“中医师考试”与“眼科选试”

施绍章[1]

吾人关于中医师，试原不认为惊奇，因为在战前的南京和战时的陪都以及各省市郡曾有“中医考试”之举行，但仅限于都市开业中医而并未扩展到每个县份和乡村角落，谈不上“整理人才”和“考选真才”的欲望。现在政府一切已逐渐走上轨道，全国盼望已久之“中医师考试”终究实现，这一中央考试当局的贤明措施，吾人谨致十二万分的热诚拥护，目我中央卫生主管当局亦有鉴于我中医师份子之繁多，和内中素质的良莠不齐，对于新中华医学的前途难免不受阻碍，乃有全国性的“中医师考试”之举，冀我全国各地各科中医，能普遍平均进步发展，走上我中国本位医学的大道。讵料考选委员三十五年八月公布之中医师考试报考须知所规定之选试科目并未列入眼科一门，不竟令人感到考试当局对中医眼科不有偏废之嫌。复阅《杭州健康医报》七期三版高德明专员答复该报读者方人也，君所询“眼科学”为何不列中医师考试之选试科目一节，“谓眼科一门依照近代临床学科之分类系属外科之一小分科，而中医过去治疗眼疾则咸认为与内科有关，其处方大都不外清火(消炎)平肝(镇静)滋肾(滋养强壮)之法，故除已列有内外二科外均不主

① 施绍章：民国时期医家，曾在《针灸杂志》《国医砥柱月刊》发表文章。

张另列眼科……”等语。考此次所列之选试科目系(一)内科、(二)外科、(三)儿科、(四)妇科、(五)伤科、(六)针灸科、(七)按摩科,而内中之伤科照近代临床学科之分类,系属外科之一小部门,何以另列一科,再内中之针灸科、按摩科。照近代临床学科之分类,即根本无此项目何得列入。退一步言,假使伤科、针灸科、按摩科系参阅中医师之实际需要而设者,即中医眼科学绝不能例外,不能视公外科之一小分科。对于眼病在中医外科书籍上可找到者,除“偷针,即眼丹”“胞生痰核”……等数症之外,实属罕见,其欲以外科书而为眼科医生之准绳者,绝不可能矣。若谓眼科之疗治畴范过狭,其处方不外清火平肝滋肾一节,余谓治疗眼患决非如此之简单。正如傅仁宇先生所云“医十三科惟眼科最难,而常人无不易之也,岂惟常易之,即是专科者亦易之也,由于道理不明,究心不到……”又云“然自古迄今,轩岐之后,除四家之外,名手甚多,然于杂病则无不立论著方,以传后世,惟眼科岂独今人见易,吾张、李、朱、刘亦略于是,皆未见精详辩论,但云皆少神劳、肾虚、风热。苟执是四者而治,其不陷于一遍者亦鲜矣……”皆如诸先贤傅仁宇先生之伟论,抚今追昔,如出一辙。考眼部占全身体躯之部位,虽甚渺小而其生理上之作用——视觉,实占吾人生活上或事业上最重要之器官。其解剖之精细,有如眼睑、泪器、眼眶、结合膜、角膜、巩膜、虹膜、睫状体、脉络膜、玻璃体、晶状体、视网膜、视神经等之分别。其病态之多,辨症之繁,自有其专门研究之学问,即在中医眼科书中如《龙木论》《一草亭》《目经》诸书姑且勿论,就以《审视瑶函》一书已有一百二十余症之别,《银海精微》又有八十一症之分(笔者按:二名同病名者或一病数名者亦多,此言其大概),其中不肿不赤类似内障者,约占二十余症,是否可以清火平肝滋肾一言以略云。况眼病之变化莫测,失之毫厘,差之千里,辨症不明,治不得法,朝发夕盲者,比比皆是,吾人决不可以等同视之。兹复阅考试院考选委员会于十月二十六日举行第二十三次中医检核会议时,讨论中医应予“分科”“分级”问题,希望草拟办法之诸公,能针对大时代,使我宝贵之中国各科医学咸能平均发展,不以一般人业务之兴趣来增减考试之科目,正希望如《新中华医学月刊》王德隽先生所云“各科应新旧并重”,不要专注意近代临床学科之分类,而忽视中医实际之情形，更希望能把“眼科学”列入选试科目，可达到考试全国中医与整理整个中华医学之真义。

（《国医砥柱月刊》1947 年 4 月）

在中国历史上出现的眼角睑缘结膜炎

余云岫①

一、名称

“眼角睑缘结膜炎”是眼病中结膜炎的一种，而其炎性病变多在眼睑边缘，尤其在眼角为多，故有此名。眼角亦叫眦[1]，因亦称“眦部睑缘结膜炎”。

二、病原细菌

眼角睑缘结膜炎，是一种独特的双杆菌所造成的眼病，所以也叫作“双杆菌结膜炎”。此双杆菌是法人 Morax(1896)和德人 Axenfeld(1897)所发现的，所以也叫作“Morax Axenfeld 氏菌”，而这双球菌所惹起的结膜炎，也叫作“Morax Axenfeld 氏菌结膜炎”。

这种双杆菌，是喜欢血的。他的培养基中，若是有血液或血清在内，就会发育。若是普通肉汁石花菜的培养基，大致不甚繁殖。但在腹水所做的培养基里也能繁殖。

这种双杆菌，抵抗力极其薄弱，本身对健康组织无病原性毒害，但能分泌一种可以溶解蛋白质的酵素，对于上皮有浸润作用，使上皮发炎。眼泪有抵抗这酵素的作用，所以常有眼泪润湿的结膜部分，不会发生病变。只有眼泪不大容易达到的眼角的睑缘，及其附近的眼睑皮肤，会发生炎症，会被这双杆菌所寄生，而成典型的眦部睑缘结膜炎。其实只是睑缘炎，其结膜的炎

---

① 余云岫(1879—1954)：浙江镇海人。1905 年被公费派赴日本留学，先在日本体育会肄业，继入东京物理学校。1908 年进入大阪医科大学预科习医，至 1916 年毕业。毕业回国后，余氏曾任公立上海医院医务长、上海商务印书馆编辑，以后自行开业行医。南京国民政府建立后，曾任中央卫生委员会委员、内政部卫生专门委员会委员，1934—1939 年主编《中华医学杂志》。

不过从眼睑缘移行的，有时亦能够发生角膜炎，但是很难得碰着。这双杆菌是长的，两头钝圆的，成椭圆形，好像一只腰鼓。两个相连，所以叫作双杆菌，但也有单一存在的。这种双杆菌，对于实验室所用的普通动物不能证明有害的作用。用这种双杆菌涂在人类的眼角，就会发生独特的证候。

三、证候

证候是怎样呢？病眼的眼角睑缘糜烂，充血，上皮微有剥脱，眼角的结膜同时也发赤。因此眼的内外两眦有著明的发赤，很为特别，大约可以一望而知。这是一种慢性眼病，有时鼻孔的口和嘴角，也会发生同样的证候。

因为内外目眦的著明发赤，是这双杆菌结膜炎的特殊形状，所以这毛病若是有些小小流行，罹病的人稍稍多一点，就可以令人注意是一种特别独立的毛病，不必要医生，也会诊断得到，分别得到。

四、《释名》的问题

由上文所说，可以晓得眼角睑缘结膜炎的特异病候，是眼的内外两眦发赤，而其决定性的病源细菌是双杆菌。至于中国历史上对于这个毛病的记载，有没有呢？是几时开始的呢？若说明白可靠的记载，要算是刘熙所著《释名》[2]的书里的记载最确实了。

我先把《释名》这部书作个介绍，据范晔《后汉书·刘珍传》[3]说："撰《释名》三十篇，以辩万物之称号。"似《释名》是刘珍所著，而内容是辩万物之称号。但陈寿《三国志》《韦曜传》[4]（曜本名昭，就是注《国语》的韦昭，因陈寿是晋人，避司马昭的讳，所以改昭为曜[5]）载曜在狱中上书，有"见刘熙所作《释名》信多佳者"的话。颜之推《颜氏家训》下，《音辞篇》十八也说："刘熹制《释名》[6]。"（刘熹即刘熙，《文选》陶渊明《归去来辞》"恨晨光之熹微"句，李善注引《声类》说道："熹亦熙字也[7]。"又汉成阳令《唐扶颂碑》说："致治痈熹[8]。"这"痈熹"普通都写作"雍熙"，都可以证明熹即是熙字，刘熹即是刘熙了）就这一点看来，刘珍实在没有写过《释》名，明郑明选《秕言》疑刘珍、刘熙的《释名》只是一部书[9]。逊清毕沅《释名疏证》[10]也疑《释名》这书是"兆于刘珍,踵成于熙”,这话恐怕不大靠得住,因为一部书存在着三百多年(刘珍是后汉安帝时人[11],安帝是公元一〇七年即位,范晔《后汉书》是刘宋文帝元嘉以后作成的[12],元嘉元年是公元四二四年),而且值得在史笔上一提,当然是有点价值的。但当时除范晔以外,竟没有一个人提起,后来也没有一个人引用,所以《四库全书提要》说:“珍书久逸,不得以此书(指刘熙书),当之[13]。”这话有一部分是对的。但是还存着怀疑态度,还以为刘珍实有《释名》的书,不过是久逸罢了。照我上面所论,可说刘珍并没有作过《释名》。其实范晔是这样写的:“又撰《释名》三十篇,以辩万物之称号云[14]。”末了一个“云”字,是不可以忽略滑过的!云字是“听到人说”的意思,是“得之传闻”的意思,也就是“人云亦云”的意思,可见得范晔并非肯定地说刘珍确实作过《释名》,已经表示传疑的意思了。

五、《释名》的记载和解说

现在刘熙《释名》这部书,已经介绍过了,上面所说对于双杆菌睑缘结膜炎的记载,是怎样呢?他写道:“目眦伤赤曦曦末也,创在目两末也[15]。”这是《释名》的条文。现在把这个条文研究和解说一下。

(一)“眦”的解说

眦是什么东西?就是眼角。《灵枢经》说道:“目眦外决于面者为锐眦,在内近鼻者为内眦,上为外眦,下为内眦[16]。”《灵枢》这条的文意不对,杨上善《太素》说:“目眦外决于面者为兑眦,在内近鼻者上为外眦,下为内眦[17]。”《甲乙经》[18]足太阳、阳明、手少阳脉动发目病第四,和《太素》完全相同。杨上善《太素》注说:“人之目眦有三,外决为兑眦,内角上为外眦,下为内眦。准明堂,兑眦为外眦,近鼻者为内眦也[19]。”可见《灵枢·癫狂篇》所说的“近鼻者”下面“为内眦”三字是多余的。要不然,“眦”字改做“角”字,似尚可通。因其可与杨上善《太素》注所说“内角上为外眦,下为内眦”的话相同。其实内角没有再分上下为内外眦的必要,若照解剖而言,也不必把内角分上下为内外眦。虽然中间有夹着泪阜,在生理和病理上,分别上下,没有多大的好处。所以明堂家的人,把它简明化起来,说“兑眦为外眦,近鼻者为内眦”,很是切当。因此杨上善特别提出来，他在《太素》卷八[20]“至目兑眦……至目内眦”下注说：“目之内角为内眦，外角为兑眦，崖上为上眦。”这已经不主张上为外眦，下为内眦的古说了。像针灸孔穴的瞳子髎，据《甲乙经》[21]《千金》[22]《千金翼》[23]《外台》[24]都说：“在目外去眦五分。”而《铜人腧穴针灸图经》，简直说：“在目外眦五分[25]。”这显然认外角的锐眦当外眦，而不用内角上眦为外眦的古说了。由此可以决定地说：眦就是外内两个眼角。

（二）“创”的解说

“创”就是伤，近来都用“疮”字[26]。在《释名》的条文上，“创”字是指着糜烂说。

（三）“末”的解说

至于“末”字，《说文》说：“木上为末[27]。”末是末端的意思[28]，也是终末的意思[29]。“目两末”就是眼的两端终处。这里“蠛末也”的“蠛”字，本来用“蔑”字表示声音[30]，因此，和“蔑”字意义也相通。《方言》说：“木细枝谓之杪，江淮陈楚之内谓之蔑[31]。”“木杪”就是《说文》的“木上”，《说文》训木上为末，而《方言》训木杪为蔑，又《小尔雅》说：“蔑，末也[32]。”《论语》“末由也已”[33]，《史记》引此作“蔑，由也已[34]”。这点都可证明“末”和“蔑”声近义同。因此，《释名》对“襪”字的解说道：“襪，末也，在脚末也[35]。”都是用同样的方式来解释的。

照上面的解释，可知《释名》这一条的文意，可翻作这样说：“眼角糜烂和发赤这个毛病，叫做蠛。蠛字就是细小和终末的意义，也就是眼的糜烂部分，是局限在眼裂边缘两头细小而终末的地方，所以叫作蠛。”蠛音蔑[36]。

六、在疾病史上的意义

这样看来，《释名》这一条，足以描写眼角睑缘结膜炎的外观上的特征了。因此，“蠛”字就是我国中古时代眼角睑缘结膜炎的病名。因知眼角睑缘结膜炎，在汉朝已相当的流行，故能引起一般人的注意，觉到它是一个独立的特异的疾病，甚而至于特地制造一个专有的病的名称，叫作“蠛”。

七、《说文解字》的记载和解说

但是矇病的记载，不但出现在刘熙《释名》上，逆推上去，在《释名》以前的许慎的《说文解字》中，也已经有过。他把“矇”字简写作“蔑”，就是把右旁蔑字，简省了下部左边的人字，而把左旁的目字，移到人字的位置上，成了“蔑”字。《说文解字》有着两条，第一条这样写的：“眵，目伤眦也，从目，多声，一曰瞢兜[37]。”第二条为：“蔑，目眵也，从目蔑省声[38]。”这两条和《释名》所说的矇，是同一个眼病。我且把这两条约略说明几句：① 第一条的眵，音支。伤眦，就是眼角有损伤。② 从目多声，这是许慎解释文字的作风。从目，就是把目字做偏旁，像眼字、眦字、睡字、眩字、看字，都是从目，用来表示这些字都是眼目的类属部门的事物。多声，就是表眵字的声音。但照现在韵书讲起来[39]“多”在下平声歌韵，“眵”在上平声支韵，音支，相差似乎太远，何以“多”可以表示“支”音呢？要解释这个问题，先须解释多字的古音；《春秋左氏传》：“只见疏也[40]。”陆德明《经典释文》说：“只音支，本又作多，音同[41]。”就是说“只”字有的书本作“多”字，而且音支。孔颖达《左传正义》说：“晋宋杜本皆作多[42]。”这就是证实有的书是把“只”字作“多”字的。《正义》又说：“古人多只同音，张衡《西京赋》云：炙炮夥，清酤多，皇思溥，洪德施，施与多为韵，此类众矣。[42]”这就是说多字古音和只字一样。只亦音支，可见多字古音同只，也同支，也同眵。近时更有唐写本切韵，五支韵，支字带头的下，有多字[43]，更可证多音同支。那末多字当然可以表示同音的眵字，是毫无问题的。③《说文》这条的末了，还有“一曰瞢兜”四个字，其中“瞢兜”两个字，很起了纠纷，这是玄应《一切经音义》所引起的。这部《一切经音义》，凡五次引说文这条，“瞢兜”都作“蔑兜”[44]。因此，清朝中叶的汉学家中研究《说文解字》（简称《说文》，下同）的学者就纷纷改《说文》的“瞢”作“蔑”，说“瞢”字是错误的，应该作“蔑”[45]。但另一部慧琳《一切经音义》，其中有自撰的，有转载《玄应书》的，慧琳所自撰的音义，引说文都作“瞢兜”[46]，和现今存在的仿宋刊本相合。而其所转载的《玄应音义》，仍作“蔑”字[47]。可见在唐时，《说文》书，起码有不同的两本，玄应所根据的本子是作

“蔑”字，慧琳的本子是作“瞢”字，谁是谁非，颇难判决，这里且不深究。因为《说文》“瞢兜”之上，有“一曰”两字，表示是另外一个意义，《说文系传》说：“瞢兜，目汁凝也[48]。”就是眼病时候的脓样或脂样的分泌物。这另一意义和本论文无大关系，现在不一定要讨论。虽然伤目眦和分泌物，大都是同时并现，但是我的论文主要点是“目伤眦”的一个意义。④ 至于《说文》第二条：“蔑，目眵也，从目，蔑省声。”就是说，“蔑”字就是“目伤眦”的病名。若是照《释名》正式写作“矆”，当然可以说：“从目蔑声。”但《说文》把“蔑”字左下方的人字省却了，所以不能说“蔑”声，严格地只好说：“蔑省声。”

《说文》这两条合起来，和《释名》对照一下，也是指着眼角睑缘结膜炎的毛病，但是没有像《释名》说得那样详明，就是没有说到“发赤”的病候。

八、《说文》以前的记载

再溯上去：在《吕氏春秋》有云“处目则为矆为盲”，高诱注：“矆，眵也[49]。”和《说文》相同。再上溯之，《文选》宋玉《风赋》说道：“中唇为胗，得目为蔑。”李善注：“蔑矆古字通[50]。”就是说，《风赋》的“蔑”字，和“矆”字是同一意义，也就是同一个毛病，是眼角睑缘结膜炎。

九、在中国出现的年代

据毕沅《释名疏》证序，知道刘熙大约是后汉末而且是曹魏受禅时候的人(公元一九六)[51]，许慎作《说文》始于后汉和帝永元十二年(公元一〇〇)[52]，吕不韦作《吕氏春秋》在秦始皇时(公元前二四六)[53]，宋玉作《风赋》在楚顷襄王时代，并宜在于楚怀王客死以后(前二九六年)[54]。但《吕氏春秋》的“矆”，宋玉《风赋》的“蔑”，虽然指说眼病，而未曾确指是眼角的病，然以“矆，末也”的解说推之，当然也是指着眼角的病的。因为“蔑”“末”同音，在战国时候已经可以证明了。像《荀子》的“唐蔑”[55]，就是《史记》的“唐昧”[56]，杨倞《荀子》的注说道：“楚将唐昧……昧与蔑同[57]。”就是很好的证明。这时代的“蔑”既有“末”的意义，那末这时代的“矆”字当然也是“末”的意义，也就是指眼角的病了。因此可以说，中国早在公元前二九六年的时代已经有了眼角睑缘结膜炎的毛病。由此又可知专门惹起眼角睑缘结膜炎的双杆菌，在中国战国时期已经存在了。

十、结论

（1）眼角睑缘结膜炎，在中国中古时代叫作“䁾”。

（2）䁾，这个病在中国公元前二九六年左右，已经有过记载，以后在公元前二四六年左右也有过记载，但都简略。到了公元一〇〇年许慎的记载，稍加详明。到公元一九六年左右，刘熙的记载出世，方才有更详明的叙述，可以充当决定性的确实的典据。

（3）眼睑角缘结膜炎的病原菌双杆菌，因其所引起的眼角睑缘结膜炎的存在，而知道它已经老早存在于中国。谨慎一点说：起码在公元一九六年左右，中国已经存在，是确实可靠的。

文献

（一）中国之部

［1］参看下文“眦”的解说和“末”的解说。

［2］《释名》，商务印书馆《四部丛刊》初编本。

［3］范晔《后汉书》卷百十上《文苑传》上《刘珍传》。

［4］陈寿《三国志·吴志》卷二十《韦曜传》。

［5］裴松之《三国志·韦曜传》注。

［6］颜之推《颜氏家训》下《音辞篇》十八。

［7］胡刻《文选》李善注第四十五卷陶渊明《归去来辞》注。

［8］汉成杨《令唐·扶颂碑》。

［9］《四库全书》总目卷四十《释名·提要》引。

［10］毕沅《释名疏证》序。

［11］范晔《后汉书·文苑传》。

［12］沈约《宋书》卷六十九《范晔传》。

［13］《四库全书》总目卷四十《释名·提要》。

［14］范晔《后汉书·刘珍传》。

[15]《释名》第八卷《释疾病》第二十六。

[16]《黄帝内经·灵枢》卷五《癫狂》第二十一。

[17] 杨上善《太素》卷三十目痛条。

[18] 皇甫谧《甲乙经》卷十二。

[19] 杨上善《太素注》卷三十目痛条下。

[20] 杨上善《太素注》卷八《经脉》之一小肠手太阳之脉。

[21] 皇甫谧《甲乙经》卷三面部第十瞳子窌穴。

[22]《千金要方》卷二十九《明堂三人图》第一人仰图人面部第四行瞳子窌穴。

[23]《千金翼方》卷二十六《仰人面穴》第一瞳子窌穴(上二书并据日本江户医学馆影印本)。

[24]《外台秘要》日本山胁尚德校刊本卷二十九胆人。

[25] 新刊《补注铜人腧穴针灸图》卷一足少阳胆经瞳子髎二穴。

[26]《说文解字》卷四下刃部办字徐铉注。

[27] 许慎《说文解字》卷六上木部末字解。

[28]《淮南子》卷四《坠形训》"若木在建木西,末有十日,其华照下地"高诱注。

[29]《逸周书·皇门解》第四十九"丕承万子孙用末被先王之灵光"孔晁注。

[30] 许慎《说文解字》卷四上目部蔑字解。

[31] 扬雄《方言》卷二"私策纤葆稚杪小也"郭璞《注》。

[32]《小尔雅》卷二《广言》第二"裔蔑末也"。

[33]《论语》卷五子罕第九。

[34]《史记》卷四十七孔子《世家》第十七。

[35]《释名》卷五释衣服第十六。

[36] 宋濂跋唐吴彩鸾写本王仁煦《刊谬补缺·切韵》入声十四屑作瞡,广韵入声十六屑作蔑都在蔑字带头下。

[37]《说文解字》卷四上目部眵字解。

[38]《说文解字》卷四上目部蔑字解。

[39]《佩文韵府》。

[40]《左传》襄公二十九年。

[41]《经典释文》卷十八《春秋·左氏·音义》之四,襄六第十九"只见"下注。

[42]《春秋左传·注疏》卷三十九"只见疏也"的正义。

[43] 唐吴彩鸾写本王仁煦《刊谬补缺·切韵》平声五支宋濂跋本。

[44] 玄应《一切经音义》(一)卷九,《大智度论》第二十一卷(二)卷十八,《法胜阿毗昙》第六卷(三)卷二十,《佛本行赞经》第五卷(四)卷二十,《四惟略要经》(五)卷二十五,《阿毗达磨·顺正理论》第五十四卷。

[45] 段玉裁《说文解字注》,王筠《说文句读》,姚文田、严可均《说文校议》,沈涛《说文古本考》等。

[46] 慧琳《一切经音义》卷三十六,《苏婆呼童·子请问经》中卷;卷四十,《如意轮·陀罗尼经》。

[47] 慧琳《一切经音义》卷四六,慧琳《重音大度智论》第二十一卷;卷七十一,《阿毗达磨·顺正理论》第五十四卷;卷七十二,《法胜阿毗·昙新论》第六卷;卷七十五,《思惟略要经》。

[48] 徐锴《说文系传》卷七目部眵字传。

[49]《吕氏春秋·季春览尽数篇》。

[50] 胡刻李善注《文选》卷十三宋玉《风赋》。

[51] 毕沅《释名疏证》序。

[52]《说文解字》卷十五下叙。

[53]《吕氏春秋》高诱《序》。

[54]《文选风赋》序。

[55]《荀子·议兵篇》。

[56]《史记》《楚世家》《屈原列传》《乐毅列传》。

[57] 杨倞《荀子》注。

(二) 世界之部(参考书)

所谓世界,就是现代世界医学的文献之部,包括中国人研究报告和所写现代医学的书。

本论文眼角睑缘炎的现代医学记述,不拟深加搜讨,因为:① 本论文是论述该病在中国出现的时代,不是把该病的现代医学上知识具体地介绍给读者诸君。所以所述的证候,不过举其荦荦大者,及与本论文有关的几点。② 眼角睑缘炎的病原菌,已经发明证实,而且细菌学方面,菌的性质和培养上的变化,也研究得相当完备,其他病理学和症候学方面,也研究得有相当了解的程度。加之治疗方面,已经大家知道硫酸锌是该病的特效药,并且该病预后是良好的,没有什么严重性的后果和痛楚性的现状。所以世界学者,尤其是眼科学者，对该病有兴趣的作更新一步研究，很不多见。因此，我想把世界医学部分的文献省去。

后来一想，我的孤陋寡闻，岂可轻率，也许有很好的新见知，可以当本论文参证的，而我刚巧不知道，把他漏了，岂不是疏忽呢！于是托上海医学院朱恒璧院长，请其转访该学院眼科教室，蒙给我一纸摘录，再函询给我摘录的是哪一位？并该摘录所从出的书或报的名，要想编入参考书中。得到复信，知道是郭秉宽教授，并且给我摘录取材来源的书四种照录于后，并且对于朱院长和郭教授，谢谢。

蒙东南医学院院长张锡祺先生给我参考资料多种，谢谢。

蒙侯祥川先生给我《中华医学杂志》抽印的大著，晓得眼角睑缘炎的治疗方面，除特效药硫酸锌以外，尚有核酸黄素，着实有效。近来石原氏书也在提及。遂将侯先生大著编入参考书中，并且谢谢。

[1] 侯祥川，核酸黄素缺乏病，中华医学杂志，第二十八卷第九期 291—30 页(1942)。

[2] Karl Lindner, Arehiv f. Ophthalmologie cr. 726 (1921)。

[3] A. Pillat. Klioische Monats blätter für Augenheilkunde ixviii. 533, (1922)。

[4] Ade Nip Gank Zas., xxix, 339, (1925)。

[5] Duke-Elder Text-Book of Ophthalmology vol.II. P.1550。

[6] DR. ERNST FUCHS neu bearbeitet von DR. Adalbert fuchs "lehrbuch der augenheilkunde" Achtzehnte Uerbesserte Auflage (1945)。

[7] ARNOLD PILLAT 著，庄司义治译，军阵眼科学，170 页(1943)。

[8] 石原忍著，小眼科学，104 页(1948)。

(《医史杂志》1951 年 3 月)

第四章 眼病治法

【导读】

本章共收录了眼病治法类文章 19 篇，按照发表时间顺序依次排列。大概可以分为四类：

第一类就是中规中矩的治法文章，即某一类眼病的中药治疗方法以及中医外治法。如《九峰山农眼病治法》《目生云翳之治法》《目疾由于脑充血之治法》《脱眼膜之简便治法》《胬肉攀睛之研究》等都属于此类。

第二类是眼病的针灸疗法。如《针刺目盲之经验》《针刺赤眼肿痛之经验》《突眼性甲状腺肿病针效之研究》《与朱季龙君论针内障秘诀》《老妪针内障之法》《证明姜君之偷针眼特效法》等都属于这一类。其中有几篇文章，尤其值得提一下，如《突眼性甲状腺肿病针效之研究》一文，不仅从中医证治、取穴之道、针灸治验等几个方面，将甲状腺突眼的针灸治疗进行了较为全面和客观的论述，而且还将甲状腺突眼相关的西医理论进行了论述，同时文章还结合中西医理论将针灸治疗甲状腺突眼之所以起效的原因进行了阐述："针术能直接激刺神经，使其因物理的问路动而左右各腺之分泌作用，以变更其病理现象而复其正常状态，故得以治愈之。须知某种腺分泌物能与某脏器以影响者，是基于化学作用，药物之能治病，亦基于化学作用，因化学作用，使体世界之窗不平衡者归于平衡。医治之目的，如是而已。然生[①]体各种功能，既为内分泌及神经系支配，而内分泌腺之活动，又常为精神系势力支配，若能使神经起适当之变化，自能左右内分泌腺之活动，而收治疗之预期效果，针术者，即所以完成此种使命之物理疗法也，至于目的能否达到，此当属于术的问题，而针效之原理是否果如上述，亦有待于究究也。"这篇文章的相关阐述，可以说是在中医科学化大背景下常见的用西医理论来解释中医和针灸起效原理的阐述，在现在看来虽有诸多不完美之处，但在当时仍然

① 生：疑作"身"，后同。

有非常积极的意义。用针灸来治疗甲状腺功能亢进症突眼，也开启了将西医眼病病名纳入针灸治疗体系中来的眼病针灸发展新路径。还有《证明姜君之偷针眼特效法》一文，应该说是对灯火灸的方法治疗偷针眼的验证医案。偷针眼对应的一个反应点，就是在膏肓俞，在膏肓俞的反应点实施灯火灸的方法，对治疗偷针眼有奇效。除了灯火灸这个方法之外，还有在膏肓俞这个反应点实施点刺放血的方法。据记载，效果也是不错的。现代临床中，灯火灸的方法以经很少用了，但每次看到文献记载中灯火灸的桴鼓之效，心中总不免觉得可惜。也希望当今针灸同仁能尽自己的微薄之力，使确有奇效的方法得以传承。

第三类是眼病的治法大纲类文章，这类文章记录的不是某一种眼病的治法，而是眼病治疗总则或者是某几类眼病的治疗总则。如《目病浅治法并序》，从目病原因、目病浅治之要旨、目病浅治法验方等几个方面，总括了目病的治法。虽为总则，但也不是空洞无物，而是加入了不同经络目病的具体治法。如“目病浅治验方”一节中，就分别从心经目病浅治法、肝经目病浅治法、脾经目病浅治法、肾经目病浅治法等方面进行了论述，给眼病的治疗提供了具体的方法指导。

第四类是眼病的中医、西医疗法。比如《几种重要目疾之疗法》介绍了天行赤眼、两睑粘睛、疖、麦粒肿、淋浊眼、砂眼、雀盲、星障等几种眼病的治疗方法，尤其介绍了一些流行眼病的西医消毒方法，这种中医西医结合、各取所长的治疗思维在当时还是较为先进的。

九峰山农眼病治法

王肖舫

据述眼病，必是当时用凉药太过，肝肺风毒未祛，故白膜犹存，瘀血因凉药而凝，故红丝满目，势必赤筋虬胀，形如罗网，至于入夜不能视觉，乃是灵窍窒塞，郁遏不行之故，悬拟治法，宜驱风破瘀，开其灵窍，而且久病伤阴，目得血而能视，兼养其血，则视觉恢复矣。

方用赤芍三钱，五灵脂二钱，蛇蜕三分，羌活一钱五分，柴胡二钱，石菖蒲一钱五分，当归尾一钱半，生地二钱，桑白皮三钱，炒枳壳一钱，苏木一钱，红花一钱，羚羊角（磨汁冲）五分，白蒺藜三钱，水煎温服。

外用蜂蜜，以温水冲淡，频点二目以润之。

（《绍兴医药学报星期增刊》1922 年 1 月）

目生云翳之治法

前　人

丹徒某患目，五六日内红肿如桃，疼痛难忍，昼夜不安眠，内不分黑白，俱成蓝色。经医多人，蓝色收成白块，形圆如豌豆皮，在瞳人之上，缠绕红系不退，扯牵翳膜失明，幸瞳人不坏，至半载有余，遂揣度病情恐由初期失治，寒熟[①]杂投，清浊混淆，现虽肿痛蠲，蓝色退，而白块红丝翳膜，在水轮、风轮，牵及气轮，以致遮盖失明。察白块如豌豆皮在瞳人者，由肝肺二经积热，上冲至风轮，遂生白翳，如鱼鳞铺砌之状牵及黄仁，引血相授，头额兼痛，渐成重症。至红丝缠绕，扯牵翳膜失明者，亦由足厥阴风阳上升，冲入于脑，致

① 熟：当作“热”。

眼中肿痛赤涩，头痛鼻塞，涕泪交流，原肝木热极生风，冲侮脑筋也，宜服泻肝散，去羌活加丹皮，加味修肝散，去羌活、防风，当归蝉花散去羌活，用芎、荆芥穗，加生地、川石斛、霜桑叶、丹皮、莲子心、石决明、车前子、灯心等，如痛甚宜服酒调散去当归、羌活、防风，加川雅连、细木通、蚕砂、活水白芦根、红花、松壳、蛇蜕等品，没药散等汤，为应用特效之剂，需服一个月，方可见功。外点密蒙花散，须碾细过筛去粗药头，乳至极细无声，再加大梅片少许再乳，乳至无可乳，每日以药微和清洁凉水点眼数次。以上各方，见孙思邈《银海精微》，外治疗法再用安脑祛疾圣药，一日吹入鼻内三次，每次黄豆许，其功效刊于《绍兴医报》星期增刊第九十五号第六页上一排，以上各方调理月余其病若失。

（《医学杂志》1922年8月）

针刺目盲之经验

徐世长[①]

目盲一症，有实有虚。非如疼痛、赤肿、胬肉遮睛，为有实无虚之症也。盖此症初得时，不红不肿亦无云翳遮掩，只觉视物模糊，若迁延日久，则视力全然消失矣。针治时，须审其病状，或为虚，或为实，虚者补之，实者泻之。至于得病之原因种种不一，有劳心过度而得者，有事不遂心忧郁而得者，有持重远行筋力疲惫而得者。其原因虽多，总不外精气不能上注于目耳。《经》言五脏六腑精气上注于目而为视，今或为邪气阻塞，精不上注，或为正气不足，精不上注，治者须分别而后刺之。但观其面色黄赤，六脉洪数，或洪大而不数，皆为有余之症，宜取阳经泻之。若面色青白，六脉细数或浮细微小而不数，为不足之症，宜取阴经补之。目虽关五脏六腑，刺此病则取足厥阴、少阳二经之穴刺之，无不随手见效者。但此病不可迁延日久，一得病即

① 徐世长：民国针灸医家，有《针灸功用与药饵》等著作。曾在《医学杂志》中发表文章数十篇。

以针刺之，无有不愈者，否则必须藉药力收功，非针能疗也。当刺之时必先审察病之虚实，实者一刺即愈，虚者必数刺而收效。实者先取足少阳经之脑空穴，后取光明穴，俱用泻法，其法先刺破肤皮，再令病者呼气，随呼而入针，至地部略停少时，将针提空豆许，于是左右搓转其针，待针下沈[①]翳，令病者吸气随吸而提至天部，再将针左右搓转，待针下沈紧，以大指、食指二爪相对，刮其针尾，候针松然后出针，此散邪之法也，此为实症刺法。若病虚者先取足厥阴之蠡沟穴，后取曲泉穴，俱用补法。其法先入针至天部，即从天部取气，将针左右搓转，俟针下沈紧，令病者呼气，随呼入针，至人部亦如天部，取气法落针下沈紧，又令病者呼气随呼入针至地部，又左右转针，待气至已足，将针尾扳倒针头向上，左手紧按穴后，令病者呼气三口，使气上行，此为进气之补法也，虚者则用此法。以此二法虚实分治，未有不愈者。针后不可劳心，强用目力，宜屏烦静养一月后即平复矣。若恐针后复发，以逍遥散为主药，因其虚实加减用之。

足少阳胆经穴：脑空，在耳后风池上有动脉应手，若目痛甚时，以爪甲一捏此脉，其痛即止；光明，在足外踝上五寸绝骨尖端上二寸是穴。

足厥阴肝经穴：蠡沟，在足内踝上五寸胫骨与肉交间是穴；曲泉，在膝内侧曲膝横纹头大筋上小筋下陷中是穴。

（《医学杂志》1922 年 12 月）

目赤痛之研究及治疗

许宗微[②]

肝开窍于目，故目疾皆属于肝，诸疮痛痒皆属于心，肾主水，水能制火。故凡外症之疮痛，以及水亏不能制火者，心肾二脏皆与有责焉。目赤痛一症，大抵不外心、肝、肾三脏为病，其主要原因，一言蔽之，水亏火炎而已。此症初

① 沈：通“沉”，下同。
② 许宗微：民国时期著名医家，曾在《医学杂志》中发表文章多篇。

起时，但觉眼涩，白睛稍现红色，越日益甚，三四日后，则眼胞赤肿，大如鸡子，目合不能稍开，眵泪如溢，梗痛愈甚，以手启而鉴之，则满目火红，畏见火光及日光，朝起时上下眼胞及睫毛，为眵泪所胶，虽力启亦不能开矣。如是轻者五七日，重者十余日，或至二十日，炎焰渐平，势力渐杀，更经旬始痊，虽不服药，亦能自愈，惟愈期较远耳。全愈之后，目力大损，非若前此之锐利，故当势盛之时，服药调治，早愈一日即多保一分目力于无形也。此症势盛之时，必兼小溲短赤，大便坚结，身必壮热，口舌必干燥而渴，审其果是实火，最好以下剂泻之，使其热自下达，则取效必易，此釜底抽薪法也。若因操持过度，五志火升，或肾水亏而火炽者，此为内因，是为虚火。治虚火之法，壮水为先，如知柏六味丸、玉女煎等，或入甘菊、石斛、白芍、女贞、白薇、西洋参、淡竹叶之类，盖阳亢为害，承阴以制之法也。如上所述，固属制本之计，而外治之敷药熏洗，亦不可或缺。敷药多用祛热毒而善明目之品，研成细末，或锭或膏，药肆多有售者。取而敷于上下眼角，其佳者，药初入，即觉清凉如冰，寻即流泪，湍急如注，其泪着肤如沸水，可知此药能拔除火毒也。熏洗之法，以消毒杀菌气味苦寒者，煎汤熏洗，以辅煎敷药之不逮。此外尚有单方数种：① 以真川黄连或龙胆草不时吞之（非实火者不宜多用）。② 以煮熟鸡子一个，连壳剖作二片，去黄，临睡时罨于眼胞上，勿使坠落，明早去之，则蛋白变黑色矣（蛋白中或入川连末亦可）。③ 以己之小便或童便，浸以草纸令湿透，卧时贴于眼胞上，顷之即干，干即易之，每夜三次，须看护者为之留意。④ 以黄狗小便涂眼角中，可永不复发，此病最忌辛热及毒物发物。

（《医学杂志》1923 年 4 月）

说淋毒入目

岳文台[①]

淋毒入目，古无此症，近十数年来患者颇多，有可治之症，有不治之症，

① 岳文台：民国时期医家，曾在《沈阳医学杂志》发表文章多篇。

有急性、慢性之分。急性者朝发夕督，不治之症，发时速治或可有救；慢性者稍容时日可治之。症急性者其病发时，白睛高肿，热泪频出，头痛羞明，睛珠隐痛，尚能视物，越半日白睛紫胀，眵泪稠黏，两胞高肿，黑睛塌陷，瞳人嫩软，眵泪如脓，垂闭难睁，视物昏朦，似此状者，而目盲矣。慢性者缓发，发时白睛平肿，其色淡红，泪温眵稀，视物如常者易治，用以清凉解热之品，治之愈矣。淋毒入目，有精化、气化之别，直接、间接之分。精化者，外因其人先患毒淋而后传于目，目患而淋止者何也(西医名脓漏眼不治之症)？余按盖淋病之原因，系属膀胱热化，或与有霉毒妓者交媾，其毒冲入溺道，二因皆可作淋，痛楚难当，便脓便血，目久不愈，膀胱内皮溃烂，热度分溢，膀胱与大肠相毗连，其热传焉，大肠必燥，燥则热上炎。《经》云：肺与大肠相表里，毒热由是而入肺，肺之精上注于白睛，故白睛高肿紫胀而化脓，此之谓直接由精而化者也。气化者，为间接传染，其传染由来皆由于园馆局楼负役之人，而传播之负役之人知识缺乏，患霉毒淋病者，于便溺时往往不知净手，其菌毒宿于指甲之间，再与人打手巾，客人净面揉脸，亦欲拭目，其毒菌由是而入，此之谓间接传染由气而化者也。

治法：用手术劆洗由紫胀处除去瘀血。急性用净硼砂一钱，水二两，溶化洗之，使脓尽为妙，再以硼砂水蘸棉敷之，内服以八正散，以淋复作为有效。慢性用硼砂一钱，水三两，溶化洗之，内服三黄丸，以热退为度。

(《沈阳医学杂志》1925 年 1 月)

针刺赤眼肿痛之经验

程　哲[①]

眼痛赤肿，古人以五轮八廓分之，其说繁而不得其捷要，余每逢眼痛赤肿者，不论新久，先针痛眼之睛明穴，行泻法(针五六分深按三才进针)，行二

① 程哲：民国时期医家，曾在《医学杂志》发表针灸、内科、妇产科等方面文章多篇。

三点钟起针，痛者可使立止，红者可使立退，针后内服加味逍遥散，外用童便洗眼。若兼两鬓角亦痛者，并针太阳紫脉上出血，轻者针一次可愈，重者针两次、三次可愈，如是眼痛日久，针后可以止疼而不能退其红者，此血为火烧，瘀而不能行也。可于逍遥散方中，重加桃仁、草红花、酒军下之，其红自散。《经》云肝开窍于目，又云诸痛疮疡皆属心火，是则目痛之病，责在肝气郁遏，心火亢极之为害也。圣训昭彰，自是金鉴，用加味逍遥散舒肝清心，自是断本清源之良法。刺太阳、睛明，尤为开门逐盗之捷径。鄙人守用此法，收效良多，故特提出以共同人。

附方及穴

加味逍遥散方

云苓二钱，生草二钱，白术二钱（土炒），白芍二钱（酒炒），当归三钱（酒洗），柴胡钱半，薄荷一钱，黄芩一钱，川黄连一钱，白菊花二钱，酒军钱半，水煎空心温服，忌五辛炙煿等物。便秘者倍用酒军；红丝不退者是瘀血也，加桃仁三钱，草红花二钱。

太阳穴，在眉梢旁紫脉上，针时先以手巾紧勒其项使其血满，以三棱针刺出其恶血。

睛明穴，在目内眦红肉上，按之有动脉应手，针时令患者心要安定，身要睡稳，或直立端坐亦可，两目向前平视，然后进针。

（《医学杂志》1925 年 2 月）

目病浅治法并序

康维恂

一、序

呜呼，猛兽之为害也，洪水之为灾也，夫人知之，至于疾病，其来也无踪，其入也不觉，而其祸有更烈于洪水猛兽者，宁可不为预防乎！且疾病之中，有上下内外之别，故医家有十三科之分，既预防矣，可不择其重要者而先注意乎。益人之一身，其关系再巨者惟目，双目失明，灵机尽失，虽有强健之体格，镬铄之精神，亦无异木石矣。鄙人职负眼科，十有余年，每见盲人，辄询其致盲之由，不曰临时失治，即曰治未得法，夫失治丧明，咎由自取者无论矣。若治未得法，似乎医者之不良，但细究其故，或亦不得专咎于医者。盖苦辈盲人，其未病也，既不谙普通之保卫，其方病也，又不讲浅近之医治，迨至病象溪露，终少重明之目。言念及此，慨惜殊深，鄙人目击心悯，即一知半解，不敢缄默，爰乘应诊之暇，特编历试有效之方，附说浅近医理，凡目初病之浅治法，及预防目病之卫生法，虽不能缕晰详明，敢谓人目保险之范围，不外是矣。阅书诸君，果能俯采刍荛，悉心体会，其裨益于斯目也，不鲜矣，时在民国十四年乙丑浙江余姚康维恂序于流亭山麓之俭德轩。

二、目病浅治法

（一）诊断目病捷诀

凡病目者，男子多患左目，女子多患右目，此阴阳气血不同故也。或有左右无常者，乃邪热攻窜故也。如男先伤左目，而右目屡发，定不可保，女先伤右目，而左目屡发，亦不易救但，亦须观人老少壮弱为主，少而壮者易治，老而弱者难治，易治者用药温和，难治者用药滋补，随症用药，不可执一。目症虽有多端，然看者先将难易预定，用药不致有误，如瞳神凸凹者不治，青缘白色者不治，纯黑者不治，睛少光华者不治，此乃老人血衰之症。若翳障如半之状，亦不易治。若睛圆不损，不论星之多少，翳之厚薄，悉皆治之。惟翳怕光滑，星怕在瞳神，如翳膜轻薄，星点细小。若遇翳障未尽，切不可用刀割，目得血而能视，刀割则伤血，且不可用火灸，因翳膜生自肝火，再以火攻之，是以火济火，岂是良法？惟服药与点药相辅而行，则病渐退而不复也。

（二）目病原因

“眼白”名气轮，病因凌寒冒暑，爱饮寒浆，肌体虚疏，寒邪入内，其候或痛，或昏，赤筋缠在白睛，视中目如隔雾，看物似生烟，日久不治，变成白膜，黑暗难开。

“乌睛”名风轮，病喜怒不常，作劳用心，画视远物，夜读细书，其候眦头尤涩，睛内偏疼，视物不明，胞睑紧急。

“睑胞”名肉轮，病因多食热物，好吃五辛，远道奔驰，食饱眈眠，风积痰壅，其候眼胞赤肿，昏蒙多泪，倒睫涩痛，痰血侵睛。

“眼眦”名血轮，病因七情，烦劳内动于心，外攻于目，其候赤筋缠眦，白膜侵睛，胞肿难开，昏涩不爽，日久不治，光明愈失。

“瞳神”名水轮，病因劳役过度，嗜欲无厌，又伤七情，加之多餐酒面，好啖咸幸，激动肾经，逆于黑水，其候冷泪镇流于面上飞，蝇相趋于睛前，积聚风邪，或涩或痒，结成翳障，常多昏暗。

（三）目病浅治之要旨

第一，不论何种目病发生，首禁房事，次戒暴怒，幸腥鱼肉，并须忌食，并勿疑其天丝，妄施挑拨等手术，或病初起本，来只患一目，因多施不中法等手术，致交感二目，是欲求速全，而反促其传染也。

第二，目病初起，有先左或先右，其状白睛发红，眵黏如砂擦，莫妙当用针砭法，刺出滴血，并点本医生所制“清华膏”，应刺穴道如下：神庭，从鼻直上入发际五分；上星，在直鼻上入发际一寸陷中容豆；太阳，在目外眦五分；攒竹，在两眉头陷中；丝竹空，在眉后五分陷中。

第三，目病之发无时不有，凡初起目病，施点“清华膏”最为合宜，惟患者倘畏针砭之痛，以汤剂代之亦可，附方于下：冬桑叶三钱，白菊花钱半，青连翘二钱，光杏仁二钱，加河水二小碗，煎汁饮之，轻则一剂，重者两剂。辨症：肿痛发热，加酒炒青子芩钱半；恶寒鼻塞，加玉桔梗五分；大眦痛如针刺，加黑山栀钱半，淡竹叶二钱。

第四，施针砭手术，或服汤剂后，如仍多眵发热，在春时即服银花露五两，隔水炖温饮之，在夏时煎服西瓜翠衣三钱，绿豆衣四钱，煎汁乘温饮之，在秋冬时，用梨豆汁两小碗，隔水炖温饮之，惟所点“清华膏”，仍不宜间断。

第五，目发赤肿沙擦正甚时候，宜口噙冷水，鼻搐本医生所制“定安散”一二次，且目疾未愈时，不宜强力开视，盖此时最易耗损光线。

第六，目疾将愈未愈之际，如见灯光放大，视物昏花，此系余热未尽，原光未曾还足，宜点本医生所制“复光膏”，兼服池藕汁两小碗，须隔水炖温饮之。

（四）目病浅治法验方

凡受风热劳苦，致眼肿痛难睁，服后方二三剂可退，倘若不退，必兼别病，按症加减（加减法附后），再服数剂自平，每见庸医，治目病初起，即用大黄制火，不知苦寒水伏，风热难出，多生云翳。盖风热先宜解散为要，更须戒荤，凡荤物助火生痰，止阻清窍，亦生障膜，患目疾者宜慎之。

处方：荆芥一钱，蝉衣一钱（去翅足泥），桑叶二钱，蕤仁八分，密蒙花一钱，白蒺藜钱半，决明子二钱，谷精珠一钱，河水煎汁温服。加减法：风盛目痒痛，加羌活五分，防风八分。郁气目胀痛，加柴胡四分，白菊花钱半。心热目系痛，减谷精珠，加连翘二钱，天冬一钱。肝热乌昧痛减，谷精珠、蕤仁加丹皮钱半，山栀一钱。脾热目胞肿，加知母钱半，麦冬一钱。肺热眼白红，减谷精珠，加桑白皮钱半，木通八分。肾热瞳神昏，加生地三钱，元参二钱。如生翳膜，加木贼草二分，石决明四钱。妇女眼痛经闭，加桃仁三钱，红花五分。

（五）心经目病浅治法

“心经发现之病状”：大小眦赤脉缠睛，昏热肿痛，浮翳被瞳，两眦赤烂，胬肉攀睛等症。综上各病，宜频点“清华膏”“磨障膏”，或按症服后开各方。

清心导赤汤，治大小眦赤脉，胬肉清攀睛：细生地四钱，赤芍一钱，细木通八分，焦山栀钱半，甘草梢八分，淡竹叶二钱，河水煎服二剂。

妇女汤，治昏热肿痛，浮翳蔽瞳：西当归钱半，川连五分，山栀仁钱半，甘菊花钱半，连翘二钱，赤茯苓三钱，生甘草五分。辨症：倘大小眦赤烂，加炒米仁四钱。

（六）肝经目病浅治法

“肝经发现之病状”：目中沙涩多泪，星障块点，头珠夜疼，翳膜蟹睛，或陷翳羞明等症。综上各病，宜日点“清华膏”“退翳膏”，兼用“定安散”，或按症兼服后开各方。

加减桑菊饮，治目中沙涩多泪，星障块点：荆芥穗八分，甘菊花钱半，连翘二钱，桔梗五分，冬桑叶三钱，薄荷六分。辨症：如眼白见红，不时寒热，加酒炒黄芩一钱，河水煎服一二剂。

白蒺藜汤，治头珠夜疼，陷翳羞明：木贼草一钱，青葙子二钱，夏枯草钱半，川连五分，黄芩一钱，东白芍钱半，仝炒甘菊花一钱，焦山栀一钱，川芎四分，甘草五分。河水煎服一二剂。

（七）脾经目病浅治法

“脾经发现之病状”：眼胞肿起，睑翻偷针，睑烂胬肉，睫毛倒入等症。综上各病，宜按症用“止烂软膏”及“复光膏”，或兼服后开各方。

清脾消毒饮，治眼胞肿起，睑翻偷针：生石膏四钱，陈皮五分，赤芍钱半，银花二钱，炒栀仁一钱，薄荷八分，防风一钱，黄芩一钱，甘草六分，河水煎服二剂。

醒脾疏风汤，治睑烂睑胬，睫毛倒入：西当归一钱，茯苓三钱，白蒺藜钱半，防风一钱（炒），米仁三钱，川芎六分，河水煎服二三剂。

（八）肺经目病浅治法

“肺经发现之病状”：白睛胀起，眵如糊黏，多瘀肉滞血，白膜侵睛等症。综上名病，宜频点清华膏或兼服后开各方。

清肺汤，治白睛胀起，眵泪如糊，白膜侵睛：桑白皮钱半，淡子芩一钱，光杏仁二钱，焦枳壳六分，原麦冬二钱，河水煎服二剂。

泻肺汤，治肺气热塞，瘀肉滞血：桑白皮钱半，赤芍一钱，润元参二钱，天花粉一钱，车前子二钱（包煎），河水煮服二三剂。

（九）肾经目病浅治法

“肾经发现之病状”：瞳神昏暗，视物不清，及妄见飞蝇，视物颠倒，瞳神变色等症。综上各病，宜频点“复光膏”，或兼服后开各方。

芡实粥，芡实七钱（水淘泡四五次），枸杞子三钱（水淘泡一次），粳米二两（水淘泡三次），上三味共倾入砂罐内，加汲水二三碗煮熟如糊粥，空心服之。

加减六味汤，治瞳神昏暗，视物不清：大熟地四钱，茯苓二钱，丹皮一钱，泽泻钱半，怀山药三钱，西归身钱半，煅石决明四钱，辰砂染麦冬二钱，女贞子二钱。河水煎服，五六剂。

兼服：明目地黄丸，各省著名药材均有制售。千金磁朱丸，各省著名药材均有制售。

（《奉天医学杂志》1925 年 9 月）

目疾由于脑充血之治法

张锡纯[①]

愚识瞽者数人，问其瞽目之由，皆言病目时兼头疼不已，医者不能治愈头疼，所以目终不愈，以至于瞽。因悟目系连脑，其头疼不已者，脑有充血之病也，古方书无治脑充血之方，是以医者遇脑充血头疼，皆不能治，因头疼而病及于目，是病本在脑，病标在目，病本未清，无论用何种治目妙药，亦等于扬汤止沸耳。

愚在奉时，有高等检察厅书记官徐华亭，年逾四旬，其左目红胀肿疼，入西人所设医院中，治数日，疼胀益甚，其疼连脑，彻夜不眠，翌晨视之，目上已生肉螺，严变目睛，其脉沈部有力，而浮部似欠舒畅。自言胸中满闷，且甚热，投以调胃承气汤以加生石膏两半，柴胡三钱，下燥粪若干，闷热顿除，而目之胀疼如故，再诊其脉，全为洪长，仍然有力，恍悟其目之胀疼，连于脑中，必脑部充血而病及于目也。急投入拙拟建领汤[②]（方在第三卷论心病治法篇），服一剂，目脑之疼胀顿愈强半，又服二剂施愈，至其目中所生肉螺，非但服药所能愈，遂用拙拟磨翳药水（磨翳药水，生庐[③]甘石一两，蓬砂八钱，方载《衷中参西录》第八卷）点之，月余尽消。

（《杏林医学月报》1929 年 6 月）

---

① 张锡纯（1860—1933）：河北盐山人，祖籍山东。中西医汇通学派的代表人物之一，近现代中国中医学界的医学泰斗。1916 年在沈阳创办我国第一间中医医院——立达中医院。1926 年定居天津，设立“中西汇通医社”，1933 年创办国医函授学校，培养了不少中医人才。他本人也是医术高超，医名显赫。

② 建领汤：应是建瓴汤，出自张锡纯《医学衷中参西录》，主治脑充血（高血压）。

③ 庐：当作“炉”。

几种重要目疾之疗法

朱寿朋[①]

目在五官器中，占极重要地位，其构造最精微，而病患亦复杂。眼科各病，多起于易忽之诱因，而为剧恶之结果，非精深技术，不能穷其奥，非精制药料，不能除其苦。兹就个人历年经验，略述几种重要眼病之疗法，不敢谓医林之秘诀，殆亦民众之常识也。

一、天行赤眼

本病有传染流行性，西医谓之结膜炎，一人患之，传于一家，白轮发赤，眼胞肿胀，急性者约一周可愈，慢性者往往流连数月，或转成他病。

疗法：

1. 洗肝散（出自《银海精微》）内服　大黄，栀子，防风，薄荷，当归，川芎，羌活，甘草，等分为末，食后热水调服四五钱。

2. 用张氏八宝拨云散，每日四五次点眼内

注：张氏八宝拨云散，系本刊主编张赞臣先生之尊翁伯熙老先生依照家传经验秘方制炼，专治红肿赤眼、流泪畏光、风弦眼、沙眼、星翳蟹珠、弩[②]肉攀睛等症，灵效异常，为眼科圣药，非卖品，医界同人需用者，可函上海西藏路西洋关弄中国医药书局转商订制，小号每瓶二角五分，大号每元二瓶。

3. 西药疗法之可采者如下列之处方

（1）硫酸锌〇〇·六，蒸馏水三〇·〇，每日点眼三四次。

注：一·〇即法国之公秤一瓦，量约合华秤二分六厘，一〇·〇即十

---

① 朱寿朋（1895—1965）：浙江仙居人，曾任上海中国医学院传染病科、伤科、妇科教授。《医界春秋》杂志编辑。曾在《医界春秋》《医林一谔》《光华医药杂志》《中医世界》等杂志中发表文章多篇。著《济急简效方》等著作。

② 弩：当作“胬”。

瓦,〇·一即十分之一瓦,〇·〇一即百分之一瓦,余类推。

(2) 硫酸锌〇·〇六,硼酸〇·三,甘油二·〇,蒸馏水三〇·〇,每日滴眼二三次。

[按] 硫酸锌制点眼药水,对赤眼略有效,惟有刺激性,微生痛感。

二、两睑粘睛

睑缘朝红肿胀,糜烂湿润,有干燥糠秕状之分泌物,凝粘于睫毛,内外眦特多,有刺痛、热灼、瘙痒等感觉,若受风烟尘埃刺激,则其症增剧。

疗法:

(1) 神清散,内服。藁本,川芎,薄荷,羌活,附米,防风,荆芥,石膏,白芷,甘草,细辛,麻黄,各等分为末,每服三四分,食后清茶葱白汤送下。

(2) 大寒后不落桑叶或菊花叶煎汤洗。

(3) 张氏八宝拨云散,一日三四次点患目内。

三、疖

俗名眼桃,多生于上睑眉部附近,始则发生小鲜红色丘疹,或脓疱,渐次肿胀潮红,硬固灼热,白轮充血,经二三日硬结部化脓而呈波动,尖端生黄点,破裂出脓,肿胀即消,有时结成瘢痕。

疗法:

(1) 化脓者即行切开排脓,严重防腐。

(2) 眼白发红者可点张氏八宝拨云散。

(3) 雷佛奴耳油膏有防腐消毒之效,在排脓后不论内外俱可用。

四、麦粒肿

古书及通俗称为偷针,多生于眼睑之下部,潮红肿胀,有硬固之小结节,颇有痛感,炎症甚时,浮肿延及周围部,使患部不易辨认,经二三日,炎症消失,遗豆大之硬结,其上有一黄色化脓点,即时破溃,排出脓汁及坏组织即愈。

疗法：

(1) 待其化脓有黄点。用针刺开。挤出其脓汁。

(2) 用黄降汞软膏涂之。

五、淋浊眼

淋病菌最易繁殖于目内，凡目一染淋浊菌，结膜（中国眼科古称白轮）立刻红肿化脓，如损及角膜（即瞳孔），即失明。此症在早期妥为消毒杀菌有痊愈者，若迁延失明，则无法医治矣。

疗法：

(1) 用五〇〇与一之比雷佛奴耳溶液，洗涤患眼。

(2) 脱吕帕弗拉文（trypaflavin）四〇〇之一溶液洗涤患眼。

(3) 亚耳败近（albargin）一％或〇〇五％溶液点眼。

(4) 张氏八宝拨云散于患眼洗涤后点入眼内，可收消炎杀菌之效。

六、沙眼

西医谓之颗粒性结合膜炎，其症象眼睑肿胀潮红，生多数暗赤色细微隆起，其间有散在之带黄灰白色圆形小颗粒，翻转眼睑，则以羞明之皱襞而突出，因此部结膜弛缓之故，其颗粒特别著大，经数日则结膜益肥厚，乳头增大，灰白色之颗粒自然隐伏于其中，下眼睑结合膜亦充血混浊，颗粒相连，且有多数横皱襞，分泌物初为稀薄，后带脓性，迁延日久，成为顽固性，则不易治愈。

疗法：

(1) 硝酸银，一％至二％水溶液点眼。

(2) 胆矾〇·二至一·〇％水溶液点眼，或以结晶之棒擦患部，以腐蚀之。

(3) 张氏八宝拨云散于炎症剧烈，分泌旺盛时，点之能解除痛苦。

七、雀盲

多患于小儿，大人亦有之。其原因在于营养不良，或寄生虫疾患，其目一至日落地平线，即盲不见物。

疗法：

（1）苍术四钱（研粉），豚肝三两，用竹刀割开，将苍术掺入线扎，瓷罐内煮熟，食肝及药汁。

（2）真蛤粉，谷精草，夜明砂，为细末，用猪肝二两切开掺入，以麻扎定，煮熟，将肝同药汁服下。

（3）石决明三分，夜明砂二分（研末），大雄鸡肝一具忌铁器，不可着水，肝中附带油膜去净，放入罐内，用竹筷捣糊，将二药同肝筷匀，蒸熟食之。

（4）灸合谷二穴各一壮，炷如小麦大，按合谷在大指、次指两骨陷中。

八、星障

目之黑轮内因石灰质沉着而生星，星散大即为翳障，凡星初起，即为疗治，则不至变障翳也。

疗法：星在左目，即以灯心蘸油竖于右耳壳上端，火燃爆之，数日即愈，在右目者反之。

（《医界春秋》1933 年 7 月）

脱眼膜之简便治法

邓靖山[①]

凡眼起外膜，可用假芹菜叶敷六脉寸关尺处，先用钱一文，放于脉部，然后舂烂此草药敷上，不久即起小泡，将六脉轮流敷之，数天之外，其外膜渐脱清而愈。如仍有内膜者，再服珍珠末每次一分，约服数次。又养生鸡一只，重约斤半左右，最早拔其翼大毛，有白汁一点点之，约廿余天，而内膜亦散去，此法试之数人皆全愈也。

---

① 邓靖山：民国时期医家，曾在《杏林医药学报》中发表文章多篇。

假芹菜，叶如芹菜而梗圆，有毛，叶底亦有些幼毛，现有花有子，花黄色，子大如纽而青色，子似周身勒，其实非勒，细辨之，则子之结实齐成者耳，以其敷于肉上能起泡者是，随处皆有也。

（《杏林医学月报》1933 年 7 月）

突眼性甲状腺肿病针效之研究

卢觉愚[①]

原委说明：突眼性甲状腺肿，为内分泌病之一种，其名甚创，在未涉猎西藉者，恐不易索解，然所以此名者，以该症为近世纪新发见之内分泌病，其为状在我国医书中，除《金匮要略·肺痿肺痈咳嗽上气门》之“肺胀”，差可比拟外，别无适当病名，故只得沿用之。

愚习针灸为时虽暂，然极感兴趣，寻常小恙经一二次之施术而全治者颇多，以治之易而愈之速也，以为无足纪者。此病经时一载有半，历中西医师二十余人，由越而沪而粤而港，转治数省而无一效，巫祝祈禳诸法遍试而无一当，竟为区区之针治愈，则以为有纪述之价值焉，有公开研究之必要焉。爰考参西籍，证以经验，推杂成文，以就正于医林先觉，幸有以教之。

症状及经过：病者陈某某，讳其名，越南名妓也，年廿四。上年五月病始咳嗽上气呼吸困难，渐至心悸，肢颤，月经不调，不耐烦剧，症状初时甚微，以次增重，在越医治无效，急行返国，一路就医，耗费二千金强。西医多主针射，诊断用药大致相同。中医历十余人，其诊断无一同者，其症之最显著者，

① 卢觉愚(1897？—1981)：广东东莞人。1926 年考入香港东华三院，任内科医席，1938 年任第一届中医长。此后历任侨港国医联合会医学部主任、香港中华国医学会学术部主任、《医学杂志》编辑主任、第一届医师研究所所长、广东中医师公会筹备员、广东省医师公会大会秘书长、广东省政府社会处医事指导员、香港医师公会驻广州代表、中西医学研究社广州分社筹备员暨各工会、学校、社团医席。1929 年，卢觉愚在香港刊行医学月刊。生平著有《觉庐医案新解》《觉庐医案录存》《卫生防病精要》《针灸说明书》《实用伤寒论讲义》《实用针灸学讲义》《实用脉学》《实用内科学》《古今医案辨正》《古今验方评选》《中西医学概论》《针灸简要》《本草便览》等。

为两眼球凸出，状颇骇人，颈侧喉际隆起，坚硬不痛，遍身动脉按之皆鼓击搏指，心悸怔忡，异常难受。友人施君维忠与病者在越时曾结杯酒缘，偶谈及其病状，愚曰，此或是突眼性甲状腺肿病，因检西医书示之，施君询愚能治否，愚正研究针灸有成，甚欲试验之，即应曰能。施君立函广州促其来港，时廿二年十二月二日也，家兄觉非在越时曾与有一面缘，相见之顷，几不复认识，因其眼珠凸出，容貌改观，非复当年丰采矣。病状略如上述，脉搏一百廿至，体温无变化，尿量正常，胃纳虽减而精神尚佳，肢体虽瘦而肌肉滑实，颈围以软尺量之，得十四寸半，月经自始病至今，从未依期，时先时后，忽来忽止，或沾濡裤裆，或点滴淋沥，自身及先世均未染梅毒，因断为突眼性甲状腺肿病。乃与之约，每日针一次(恐三数日未效而不再来也)，不须服药(因其苦多服药曰不须服正合其意，且欲实验针之效也)。许以必愈(坚其信仰移易其精神也)。病者允诺，乃为施术。

针治穴道及功效：第一日针大杼、风门、肺俞(第五六颈椎两旁横开各一寸)、天突、膻中、尺泽、列缺。第二日针胆俞、脾俞、胃俞、三焦俞、肾俞、大肠俞。第三日针上、次、中、下髎。第四日针气海、关元、足三里、三阴交。施术期中，一日诉胃痛，食入即吐，为加针中脘。一次感冒寒热头痛，加针风池、头维，余日则照上穴输回针之。三日后，心悸减，上气舒，脉搏缓，胃纳增。七日，诸症更减，眼球收泰半，颈围小一寸。十二日，眼球复常，颈围又小半寸，咳嗽上气全治，脉搏九十至。二十日，诸症如扫，惟颈围小至十三寸而止，至此乃嘱其每三日来针一次，想不久之将来，可根治矣。

取穴之解释：愚之取穴悉依，承师所编中国针灸治疗学，而参手术按脊治疗法(此书为英文本原名 *Spinal Treatment Science and Technique*，著者为美国医学博士 Alva A Yregory，其术在美国颇行，对于神经系统有关之各种疾病，能以手术治愈之。愚曾实习其法，然试之轻病可愈，重病不足，恃惟书中插图极明晰，全脊推之，神经起止交通循环，形状开卷，了然如指诸掌，自维是书，深有裨益，于针灸术若能熟识其神经路径，以针灸代其手术，成效必著。所谓弃短取长，化人而不化于人者也。原书一厚册时价售廿四圆)。考大杼居胸椎第一节间，风门居第二节间，此两神经直达总气管及左右气管，三椎为肺俞，其神经确直通肺脏，第五六颈椎两侧之神经，在针灸书似未见述及，而此两神经（左右四肢）则直通甲状腺及副甲状腺者，其天突、膻中、尺泽、列缺，合之大杼、风门、肺俞，皆本针灸治疗学以治肺病咳嗽上气者也，其胸椎第十、第十一、第十二，腰椎第一、第二、第三、第四，及荐骨椎两旁，适为胆俞、脾俞、胃俞、三焦俞、肾俞、气海俞、大肠俞、四髎等穴，此数对神经起于脊椎两旁，除大肠俞外，皆结成网状，密布子宫卵巢上，大肠俞之神经干则单独直达子宫，肾俞、气海俞之神经支干分布于卵巢上者，更为直接，故子宫卵巢疾病，当取肾俞、气海俞、大肠俞为主要穴。四髎穴之神经干起于荐骨椎之两旁，结成网状，散布于子宫直肠间，其气海、关元、足三里、三阴交为调经之验穴，合取之，所以完成治子宫卵巢病之全法也。

病理及治效之说明：内分泌学说倡导于英医卑尔里斯氏（Bayliss）及史达陵氏（Starling），自公布于世后，经学者种种试验及研究，迄今已公认为医学中最有威权之新学科。心理学藉之而能阐明人类情绪行为之本性，生理学已全改其面目，病理学治疗学亦因之而获极大之贡献，故凡医学各科，莫不涉及其范围，此内分泌之化学的物质，现时虽本能尽悉，然其为动物生理学作用上不可缺之证据，已为公认之事实。盖生体中诸器官之互相关联及其统一和谐之调节作用，为正常生活之必要条件，在正常生活时，皆得保持其平衡状态。若某部起变化，则与有关系之某部立起感应，以促进其活动，以图适应此种变化，此主宰生物之调节平衡现象之器官，从前悉归之神经系，今则知内分泌作用，亦具有密切关系。盖生体分泌腺所分泌之物质，混于血液中，循环全体，某一器官产生之分泌物，可传于相隔甚远之器官而成互相关联之绵密作用，故生体之正常生活，实赖有此神经系及内分泌之两作用始得完成之，惟内分泌于妇女之关系远较男子为甚，以妇女最易受内分泌之感应而起生理病理之变化，故产妇科如青春成熟期、月经、妊娠、更年期等，一切生理病理，皆可以内分泌学理说明之。至于内分泌与神经系虽同为维持生体平衡调节之两生活原力，实际亦互相感应，且甚密切，内分泌作用虽有时不藉神经系之援助而能营独立运动，然其泰半皆与神经系发生关系。盖各内分泌腺皆有交憾[1]神经密布其上，是以交感神经之变化，可左右内分泌腺之活动，而交感神经亦常因内分泌物之化学的激刺而自起变化也。内分泌腺分两种：① 有管内分泌腺。② 无管内分泌腺。前者具有明显之输出管，将其产物输出腺外，如睡线、胃线、膵脏、肝肾、汗腺、皮脂腺等。后者绝无输导管，其分泌物直接为血液吸收，而输致全体，如甲状腺、副肾、松果体、大脑下垂体、生殖腺等，其详细学理，不及备述。今只解释与本题有关之甲状腺之大略如后。

甲状腺，作盾形，体积渺小重量不足一英两，位于喉头及气管两侧，另有副甲状腺，形体尤小，联属于甲状腺之上下端，腺体由多数小胞囊结成，中含富有碘素之黏性液质曰"胶质液"，并含有多数血管，交感神经及迷走神经皆密布其上，其分泌物之性质，虽未尽知，然经种种试验研究，知与生物生存上有极重大之价值，如分泌减小，腺体萎缩，新陈代谢率低减，必发全身衰弱之征象，分泌物灭至某分量时，更促生物之死亡，若分泌过多，腺体肿胀，则象与此恰相反，如神经兴奋，情绪易动，脉搏急数而不整齐，肢体振颤，瞳孔放张，眼球凸出，且因代谢率增加，脂肪减少，当现糖尿症，此即所谓突眼性甲状腺肿也。妇女患此症较男子为多，因在青春发育及妊娠期，腺体常胀大，且甲状腺与卵巢间有一种拮抗作用，凡患甲状腺肿者，常伴发月经障碍(参观症状及经过条)，故此案为甲状腺肿与卵巢并病，可无疑义。西医脏器制剂，人工的化学制剂，固有能治此病者，其所以无效，想是关于"人"的或"学"的问题而已，中医亦非无治此病之药，惜所延诊者，皆不识为何病，投药不中肯，安有效果可言。至于针术能直接激刺神经，使其因物理的冲动而左右各腺之分泌作用，以变更其病理现象而复其正常状态，故得以治愈之。须知某种腺分泌物能与某脏器以影响者，是基于化学作用，药物之能治病，亦基于化学作用，因化学作用，使体功之不平衡者归于平衡，医治之目的，如是而已。然生体各种机能，既为内分泌及神经系支配，而内分泌腺之活动，又常为精神系势力支配，若能使神经起适当之变化，自能左右内分泌腺之活动，而收治疗之预期效果。针术者，即所以完成此种使命之物理疗法也。至于目的能否达到，此当属于术的问题，而

---

① 憾：当作"感"。

针效之原理是否果如上述，亦有待于究究也。

（《医林一谔》1934年2月）

与朱季龙君论针内障秘诀

王静莽①

朱季龙君读《针灸大成》至针内障秘诀歌一段，顿生疑念，因讯予曰：野谚有医聋、医哑、医青盲之语，揣其语意，实以为终不可医耳。今针书直以眼科中之最无治法者，而为之直标治法，断语直捷而简，苟诚如所云，则古时当无盲人矣。吾辈研习针术，遵古人治法，此后亦可以终无盲人矣。然而古之盲者甚多，今之盲者又漫无治法，然则古人何好作此汜滥无归之谈，以迷惑后世，反供世人对于针灸良法，失信仰心，吾子明达，试有以语我乎。予应之曰，否，子误矣。子自以辞而害意耳，非古人立说之有所误也。考眼科翳膜症，旧分内障、外障，外障由外邪所伤而生翳膜，内障则由内热自炽，弗戢自焚。内障在眼科中，为难治之症，此尽人之所知也。古人垂教，标列症治，本不欲繁复，不过摘其要者，藉作规矩准绳而已。内障既为眼科中之最难治者，尚有治法，况外障为暂生之疾？外来之症，针灸妙术，其于治也，游刃奏刀，绰有余裕矣。且《大成》针内障秘诀歌中所言，是治其初，然非治其已然也。若夫内障已成，瞳子已坏，虽育良方，焉能救治？盖黑水神光属肾，邪火充斥，真水已竭，莹澈之水，既已焦枯，纵岐轩再世，和鹊重生，独奈之何哉！子须察其中有急惊先服镇心丸，及还睛丸散坚心服之句，则可知其眼尚未坏，犹可用药物施治，以退其心火，而滋其肾水也。况歌中云：定心定志存真气，念佛亲姻莫杂嗔。患者而明盘膝坐，医师全要静心田。此昔人教人离嗔怒以自却内火之要诀也。又云：病虚新瘥怀妊月，针后应知将息难，不风不雨兼吉日，清斋三日在针前。此教人审病因虚实以将息之要法也。又云：分明一一知形状，下手行针自入玄。察他

① 王静莽：民国时期医家，曾在《针灸杂志》发表文章多篇。

冷热虚和实，多惊先服镇心丸。弱翳细针粗拨老，针形不可一般般。此教医者下手施针之方法也。由此视之，前人之治此，已能网暴目张，有条不紊，则当非泛泛闲谈可知。夫眼科于医科中本属精要之科学，自后世医道日下，眼病剧烈者，顷刻之间，竟成矇瞽，徒恃药物，往往不能收功。苟非施之以吾神圣之针灸术，则安能还其睛仍复其旧，放大光明，幢于大千世界乎？愿吾同志，勿以为语涉玄虚，治难措手，而殚积尽智，以共发前人之蕴奥焉。

（《针灸杂志》1935 年 2 月）

老妪针内障之法

张聚源[①]

敝乡扬州西门外，干荒三年之久，有一老妪，逃荒到申，在我左邻，月前有一工人，眼睛觉黑花撩[②]乱，不能工作，老妪云，我能针治。鄙好奇心动，观彼如何治法。见彼施术时，立在病人背后，将此人头部，仰在椅子上，用手巾蒙伏头上，将两太阳，约揉二三下，即拿针在病人眼内眦，黑眼珠旁，约两分许，下针有一分深，十分钟后，方出针，至第二天，工人眼睛，即光明得多，修养数日，已复原。观彼老妪，治此目疾，竟如是神速，眼睛中下针，亦无危险，其手术定得自秘传也，故记之。

（《针灸杂志》1935 年 11 月）

突眼瘿治验之研究

谢则仁

民国六年，吾友林君简良之夫人，曾患一病，当时不知其名，但据证候诊

---

① 张聚源：民国时期医家，曾在《针灸杂志》发表文章。
② 撩：当作“缭”。

断，以为其结病在肝脾，其原因在肾。其病状为眼大而突，颏下横起椭圆形大如鸡卵高约二分之核，皮色不变，呼吸浅表，夜寝能远闻其鼾睡声，足行二三百步则跌仆，两手横平举起则颤动，胃纳不多，易饥，日食四五飧，不饱。西医名突眼瘿，为甲状腺病。英美两国，此病女多于男数十倍，其定义为甲状腺肿大，眼球突出，心动过速，肌颤，由传染而来，有一家病数人者。甲状腺炎，忧虑，神经长期受扰，精神震撼，惊吓，以及生殖神经系改变等。对于此病，有甚大原因，又此病有急慢性两种，急性者可数日而死，慢性者能延至数年，其治法不外静养补益二种。心部敷冰囊，内服药则以贝拉朵那①、麦角、磷酸钠及砒，或单以碘之小剂治之，或碘化钠，或碘化钾，以此等药能兴奋该腺增进其官能之故。考之中医籍，惟《巢原②》有瘿候，谓由忧恚气结所生，挎颈下而成，初作与瘿核相似，但垂核捶捶无脉，据此，仅言病因病状，而不言治法，即病因病状，亦语焉不详。林君曾做经纪获利，感情极笃之夫人而病，自然不惜小资，且曾受新教育，故信西医。时梅县有德国教会设立之德济医院，设备颇完，有瑞士人宝为善为医生，林君之夫人，因未生子，故常忧郁，而神经受扰，致于是年二月间起病，即由宝医生医治，静养居近山之庵，奉侍雇妇人轮流，凡补益之药饵及食品，服食殆遍，医治已六阅月，无效，林君忧之。是年秋，不佞适长梅县教育会，林君知不佞曾读医书，且与时医不同，强邀诊焉，其时不佞尚在生克气化迷信间，泥守寸关尺三部之脉者，林君之夫人，其病如上述外，其脉数极，每息八至以上，其最奇者寸尺二部之脉则有，独中间关部之脉则无，两手皆然。前后两个月间，每按亦然。夫脉为血管，生理学所证明，断无三指同按，上下二指皆有，独中指则无之理。至今十七八年，尚未明其故，且愈读书愈不明，查《伤寒来苏集·伤寒总论》，有寸脉下不至关，为阳断，尺脉上不至关，为阴断，此皆不治决死之文。然此种不治之脉，不外其脉最短，见于寸者，不能下至于关，或见于尺者，不能上至于关耳，非寸尺皆有，关部独无者也。当时诊其病，以为肾衰，水不生木，木无水生，则横，木横则克土，二关

① 贝拉朵那：应为颠茄 *Atropa Belladonna* L.的音译，颠茄俗名“野山茄”，别名美女草、别拉多娜草，属于茄科颠茄属中的一种。气微，味微苦、辛。含多种生物碱致命毒素，全草也可入药，主要用于制止盗汗、流涎、支气管分泌过多、胃酸过多等症状，用于减轻甲状腺功能亢进症的症状。

② 原：当作“源”。

之脉，即肝脾二脏所分配，肝脾二脏有病，所以二关之脉独无也。治此病者，宜先平其肝木，则不克土，而脾旺，滋其肾水，则吸气可到丹田，清其肺金，则呼气顺利，而不急剧上冲，是则鼾声可息，眼自不致大而突，颏下之核，亦可平而软。足自能行，手不颤动矣。此种颟顸旧说，不可再见于科学世界者，不外旧时理想如是而已。至于治法，别无成方，及相当之方可仿，一时主张，处方为桔梗、杭芍、甘杞、尖贝、杭菊、生甘，共六味药，大意以杭芍平肝，杭菊理眼，桔梗、生甘治颏下之核，甘杞滋肾，尖贝清肺，而已。殊服药约十剂，病竟见愈十之二三，以后陆续加西洋参、当归、熟地等，每日或间日一服药，约服至二三十剂，竟获痊愈。林君喜甚，报酬甚厚，并以告宝医生，宝医生亦奇喜，当将药方抄去。谓伊不久回国，回国后当化验发表，以不佞发明云云。今回去十余年，未有接报告。近数年敝镇大坑里程姓一妇人，溪口古姓一妇人，均廿余岁，亦患此病，但较轻，惟眼大而突，呼吸困难耳。来诊后，均曾一二次转方，再后不知其效与否。查甲状腺，在甲状软骨侧，其机能调节全身营养，因腺发炎肿大，所以颏上起核如瘿，腺在颏下，肿则有碍呼吸，所以呼吸困难，是诚然矣。因腺体病而害及机能，不外全身营养缺乏，或营养不能调节，致全身衰弱，或有偏枯而已，手足离身较远，营养不及手足，致足行跌仆，手举颤动而已，其心动何故过速？眼球何故突出？胃纳何故不多，而易饥？又何故日食多飧，而不饱？此于病理上，显有未尽，大有研究价值。查西医用药，多矿属及金属者，取兴奋增进作用，此病之原因由衰弱，其宜补益无疑，惟不佞所用者，无矿金二属之药，不外补益相同而已。西医治六阅月未愈者，不佞于二月而愈之，此用药上又有研究价值。夫理化学尚未精通，研究学理者，极大障碍，此病西医谓甲状腺病，是不能否认者，然恐不能穷病之真相，或者此病，自横膈膜以上充血，心肺在横膈膜以上者，故心之动作过速，肺之呼吸浅表，气愈上冲，血愈上聚，所以眼球突出，颏核肿起乎。杭芍所以弛缓血管，使不充血，以杭菊、尖贝，清血消炎，以甘杞、当归、西洋参、熟地等，补血生精，濡养神经，以甘草缓其急迫，以桔梗载药上浮，而收其功效乎。愿海内外高明，以科学原理，加予解释，倘得结果，未始非病此者之幸也。

（《神州国医学报》1936 年 1 月）

证明姜君之偷针眼特效法

王武权[①]

荆妻何绣英，于归七月廿日，患眼胞疮，经五旬镰之久，便痕痒而肿，睫毛处有白脓一点，以针挑破，未愈。然其痒肿难堪，因思十三号杂志记有姜鑫君之偷针眼治法条，遂按四椎下、五椎上去脊中三寸之膏肓俞检查，果有一红点在焉，以灯草蘸油焠之，焞然有声，经此次治后，痒渐减，肿渐消，翌晨全愈矣。其神妙有如此者，继有曾大姑子，名阿发，近亦患眼胞疮，其肿内硬不痒，色微红，仍按前穴治之，亦愈。噫，有是病，有是证，有是治，辨证奇而治法神矣。

（《针灸杂志》1937 年 2 月）

白 睛 气 泡

童绍甫[②]

定名：方书并未论及，西医亦无专载，故虽有此病，而其症状、病源，及治疗，均无资借镜。予以临症所得，而患此者实多，其形如泡，但生于白睛，故名之“白睛气泡”。

症状：白睛与黑睛交界处，即黑睛四周之边际，每逢目疾初发之三四日内，即生此症，或生白睛之其他部分，然较少，其形如泡如沤，虚虚壅起，不红不紫，或水红或白色，或正圆如珠，多寡不一，大小不等，同时兼见，红筋散

① 王武权：民国时期医家，曾在《针灸杂志》发表文章。

② 童绍甫：民国时期著名医家，眼科专家，曾任上海中医学院讲师，并编著《中国医学院讲义十三种》之《眼科学》，是书虽为一部中医眼科教材，但卷首即示有西医眼之解剖图，再述中医眼科知识，继按外障、内障逐一列症论述症状、辨证论治及预后转归，其中也有部分西医眼科知识；卷末附有“眼科中药学”。实为中西眼科汇通之著。

布，白睛现充血状，眵泪交流，羞明难睁，眼胞亦微显肿状，早以清凉之剂投之，依旧消平，否则一变为水红，白睛胀痛，俟缸筋波及气泡内部，则泡内充血，病势转剧矣。又往往误认为白星，然白星只生于黑睛或瞳神部分，不莅于白睛，此其别一。更有显明不同之点，即白星为平面者，抑或隆起如珠，但其内则实，气泡则高起而中空，历历可数，并不混乱，又其别也。

病源：方书有状如鱼泡一症，即结合膜后部与白睛接连处，起空凸出，成长形与此不同，然谓其病源，系肺藏积热，实与此相同，白睛属肺，肺之积热，上攻白睛之内膜中空，受热之熏蒸，故生泡也。

治疗：但以清凉之剂投之，肺热下降，其泡立平，如釜底抽薪，则火自减也，受治愈早，成绩多佳，又此症切忌针挑，因气泡挑破后，难以收口，必致溃烂，而生他症也。

汤剂：桑叶，菊花，连翘，栀子，丹皮，黄连。点药：加料清凉。

散：月石[①]一钱，西黄一分，冰片八厘。

（《新中医刊》1938 年 9 月）

鳞屑性眼睑缘炎

杨兴祖[②]

病因：本症多见于壮年，其原因为睑缘之脂腺分泌过盛，亦有以为即眼睑缘湿疹之初步者。

症状：沿眼睑缘睫毛间之皮肤发生黄色，或稍灰白色之鳞屑。有时给痂围拥毛根，有时所分泌之黄色结痂为干燥之脂肪，故又称脂漏。

考据：本症于中医眼科学上，殊少独立，只称之曰眵泪而已，参《龙木论》及《眼科百问》。

治疗：清除其结痂，如不易除去时，可于晚间用豚脂或凡士林调青龙

① 月石：硼砂的别名。
② 杨兴祖：民国时期医家，曾在《新中医刊》发表眼科相关文章 2 篇。

丹，敷眼睑缘(宜稍厚并轻加摩擦)朝除去之。日间可薄敷一层，此系家制秘方，除眵极效，实优于亚铅华原膏，幸勿轻视。

方剂：青龙丹。青龙甘石一两，三黄甘石五钱，煅石决三钱，煅贝齿二钱，胆川连一钱，飞青黛一钱，蕤仁霜一两，大梅片二钱。

附注：凡眼药之煅制，务须极透，使坚硬之品成为松脆，庶几易于研细，否则即使经过水飞研至极细，因其质坚仍不免有棱角，如于角膜有溃疡时使用，则每致引起强烈之异物感，因之不但无效，反受恶劣影响，不可不慎。

(《新中医刊》1939年2月)

胬肉攀睛之研究

童绍甫

定名：此为三角形之膜襞，由内眦向黑睛侵延，其尖固连于黑睛，其底展开于内眦，故西医名曰翼状餐片，或曰翼状胬肉。

症状：初起绝无痛痒，非惟旁人不觉，即病者亦不能自觉，盖因其但有一层色白而质甚薄之形，中部厚而两边薄，布于白睛之上，迨夫侵及黑睛，黑白相映，始能知之，又往往误认为翳障。然翳障四面无根攀，而只生于黑睛之任何一部，绝对不越雷池一步者也。胬肉则有根连于内眦，生于白睛之上，其全面积均固结于白睛之上面，是可别之。暴发之期，即显赤色，因胬肉中间杂红筋，富有血管，发时即充血，而显红色，是则易于辨认。细考其状，大凡胬肉之生，大半始于内眦，其少数从外眦，由内眦起者，常十之七八，生脉一二，缕缕根生，瘀肉色白，或赤黄，状如脂或如膏膜，有韧性，发端之时，每不自觉，有时或感内眦微痒。日积月累，渐长渐厚胬起如肉，坚韧难消，横侵白睛，蚕食黑睛，日久则遮及瞳神，而障碍视力，甚则完全失明，眼球亦因而失其转动灵活之能力。此病最速须一二年方能长成，老者十余年不等。

病源：是症患于劳动阶级者多，如农工、车夫等，最易患此，因彼奔走于风尘之中，外受灰沙之袭击，或性情暴躁，恣嗜辛热故也。中上社会中人，亦有患者，大凡因饮酒过度，湿热壅滞三焦。或肥壮之人，血滞于大眦，或则忧郁伤肝，思虑伤脾，心火炽盛，均能致此。故劳力者易病此，劳心者亦患此也。

汤剂：归尾，黄连，防风，黄芪，荆芥。

手术：以钩将胬肉中心高起部分钩住，而以锐刀割断之，将厚处之胬肉用弯剪刀剪去一层，其侵向黑睛之半段隔断，如孤军深入，失其后方连络。但投以化胬散，即能除也。最妥可分期割除，过重引起反应而损目也。然无特效药点之，则难保万全也。

点药：化胬散。琥珀，冰片，辰砂，钟乳石，玛瑙，月石。

（《新中医刊》1939 年 2 月）

目睛生翳之原因及其治疗

顾宗余①

角膜者即古人所称风轮之乌睛也，为一厚约一公厘之透明黏膜，其色虽乌然非系其本色，翳者为角膜领域所患疾病之一种，古人医者用以表明角膜疾患之名词，通常以“障翳膜”三字称之，因本文所论者为翳，故于“障”及“膜”二字不加赘述。

夫翳者为患于角膜表层最浅而薄之疾患也，古医书虽言之凿凿，然均以热极生翳而包括之，且以病之形式而取以名，如形似星月，则冠以星月而称星月翳，形似鱼鳞则称为鱼鳞白陷，色如凝脂则称为凝脂翳，且诸家言论纷纭，甚至同一病症有数名称者，余感此即为我国眼科学所以落伍之一大原因，病名且尚未统一，安能求得前进乎。

按目翳构成之原因，不啻下列数种：一为炎症之浸润。其先导病必为赤眼，由皮眼胞内及睛白表层，即今之所称结膜者发炎而呈充血现象，因之眵泪脓黏肿胀羞明及异物感，即古称沙涩难开之天行赤目者，于炎症强烈时

① 顾宗余：民国时期医家，曾在《复兴中医》发表文章。

波及角膜而起浸润，当现混浊状态形如磨砂玻璃，视物如入五里雾中，然待炎症退却则浸润亦随之消灭，有因浸润之烈者，遗留局部之瘢痕时，此即所谓云翳者是也。二为椒疮、粟疮、鱼子石榴、胞肉生疮，即今称之为沙眼者之波及。如垂帘障、赤膜下垂等均系沙眼所致也，角膜因受沙粒摩擦，而起局部之浸润，且有血管追随之，今称血管翳者也。三为溃疡及愈后所结之瘢痕，如先患赤眼，而后乌睛疼痛，热泪如汤，不能举睑，启视之见角膜局部，发现白斑如凝脂，甚至深陷成窟，此所谓凝脂白翳者是也。凝脂即溃疡腐化之脓液，陷窟即溃疡之深入也，按此症甚为危险，常因角膜穿孔，成蟹珠或螺旋尖起睛胀等有之。考其原因，多由暴风客热，眵泪不禁，即近时盛行之淋浊眼等症，因炎症进行，胞睑壅肿不能张开，角膜因受炎症之浸润及眵泪之腐蚀而起溃疡也，及炎势退，脓液净，则溃疡底清洁，称之为冰壶秋月及水虾翳等，待溃疡之陷窟胀满而结成白色之瘢痕，即称为斑翳也。四为外伤性之白翳，角膜因受外来之损伤，如铁片、玻璃屑、竹木棒之刺破，致表皮剥离，愈后成结白色之疤，则称之为白翳。

至翳之疗法当求其病原而治之，如为由赤眼而发炎性之浸润，当外点清凉退炎药以治疗，询知其大便秘结者，当服投以凉血润肠之剂，大便一通则炎症消，病即化为乌有矣。若为因沙眼而起，非单凭点服即能奏功，当并用镰洗及一切沙眼应有之手续。如余最近经验心得之无痛苦沙眼去除术，及所用沙眼药膏等，均有良好之效果。一待沙眼痊愈，则疾患全消矣。如有残遗症，再点以退翳散作后期疗法可也。若为溃疡者当察其原病而加以适当之取置，否则失明在即，惟时行浴眼法，俾使脓液及眼脂不得停滀，以消其毒，内服亦当投以解毒清火、凉血消炎之剂。若兼患便闭者，则更当通利大便，为必不可缺之事实。在溃疡进行时，外治必须用收敛溃疡药膏，有消毒镇痛、防腐生肌之功能，使溃疡停止进行为原则，若溃疡痊愈而有斑翳者，则点以退翳药，若仍不去者则用手术而剔治之。若为因外伤而起者，则于角膜被创伤时，即以稍温之清水洗之，使创口洁净，再点以收敛溃疡药膏，可无瘢痕而治愈，如已结瘢痕者，可用退翳药点而去之，以上皆为正轨之疗法也。

（《复兴中医》1940 年 3 月）

第五章　眼科方药

【导读】

本章共收录了眼科方药类文章29篇，按照发表时间顺序依次排列。根据文章内容，大致可以分为四类：

第一类，是记录眼科古方、秘方、验方。这一类是本章选录篇数较多的文章类别，但文章长短相差较大，有的只简单记录了某一古方验方或秘方，寥寥数语，如《眼科验方两则》《眼疾验方》《刺伤眼方》《验方——小儿目闭》《验方——白睛胬肉》等；有的是一篇文章记录了治疗多种眼病的验方，比如《银海验方》《眼科经验录》《疗眼一束》等；有的则不仅有方，还有病案和解析等，内容相对丰富一些，比如《论目疾由于伏气化热之治法》《桑椹子膏治目疾之特效》《沙眼秘方》《迎风流泪方》《点眼效验方》等。

第二类是对眼科古方的研究。这一类里又包括用科学实验来研究和验证古方的文章，如《合学理的眼病古方——羊肝的研究》，在中西汇通以及中医科学化的背景下，有很多国医人开始用科学和实验的态度来研究古方、验证古方，证明古方之所以起效的原因。应该说是从近代开始的一种趋势，直到现代，这种方法也还在应用，虽然不是所有的方剂都能用这样的方法进行研究，但在当时，确实是让更多人接受古方，接受中医的有效方法；还有一类是用中医理论或中国传统哲学理论来解释古方起效的原因《夜明砂、望月砂治目疾之特效》，有些地方虽然现在看来有些牵强，但这也是当时医家研究效方起效原因的一个方法，可以参考。

第三类是某些眼病的中医效验方和西医效验方。如《眼珠见风流泪之原因病理治法处方并中西应用有效之验方》，这篇文章分别从中医和西医角度阐述眼珠见风流泪这一病症的发病原因和治疗方法，还有一篇《消发灭定对于沙眼有伟效》，这是一篇从西医角度讲述消发灭定治疗效果的文章，除了讲述消发灭定对沙眼疾病的明确治疗效果之外，还记录了消发灭定对急慢性淋病和淋菌性结膜炎的治疗效果。

第四类，其他类别，包括讲述珍珠、琥珀、玛瑙、珊瑚等外用点眼药物的炼制方法的文章《外点眼药制炼法》，以及讲述当时眼科新药的功效主治的文章《济生眼科固本明目丸》《惠目眼药膏》等。

银海验方

康维恂

谚云：药不在贵在乎灵，方不在多在乎精。又云单方一味，气煞名医。是则方药贵简便，而又宜灵效也。鄙人研究眼科，不遗余力，兹将治目疾之简便良方，屡经灵验者有二十则，洵为单方选要，爰乐为抄传之。

痘疹入目：象牙箸，磨天水[①]点之，又方黄鳝鱼血，蘸笔点之。

泥沙入目：大牛膝一条，约二寸长。本人自行嚼糊，吐出搓丸，塞于两眼角，泪如流汤，泥沙裹药随出。

飞丝入目：陈京墨磨汁点之。此方屡试屡效，盖墨汁含有胶汁，能粘住飞丝，随泪而出，又方池藕捣汁，蘸笔点之。

酒后目病昏花：葛花三钱，泡汁饮之即愈。又方鸡距子[②]三钱，杵碎煎汁代茶，数次即愈(说明：家君善饮，前年亦病目昏，嗣服鸡距子二两一钱而得愈)。

无时流泪：鲫鱼胆七个，人乳一杯和匀，饭镬上蒸透，日点三次，五六日后，其泪自止。

睛珠夜痛：荠菜根一两，煎汁温服。此方对症煎服，万试万验。

眼胞赤肿：透明生白矾三钱，研细粉，鸡子清一杯，打极透，调敷肿处，或敷眼皮周围，如干再搽，敷数次，痛即止，肿亦消(说明：燮按白矾酸寒无毒，能除风祛热，以鸡子清调敷胞肿，无不见效，鄙人遇此症候，每用矾粉，不取分文，远道来者，或令其自制)。

眼闭不开：三白草，仝酒浆捣烂，铺绵帛上，托于眉心，候一昼夜即开，

---

① 天水：应为天水散，为软滑石、甘草、寒水石混合而成的加工品。

② 鸡距子：枳椇子，为鼠李科拐枣属植物枳椇的带有肉质果柄的果实或种子。治酒醉，烦热，口渴，呕吐，二便不利。

重者二服，无不效验。

火伤害眼：急命患者仰卧地上，令人解小便，浇于烫处，再以牛眼涎水点之自愈。

蛛丝入目：生白菜捣汁，滴入眼内即出。

石灰入目：螃蟹沫（即蟹嘴吐出之涎）点之。又方：盐卤点之（说明：燮按未知盐卤方时，凡遇是症，必以令点蟹沫，窥其功效，不甚迅速。现今试用盐卤方，不惟奏效神速，抑且力能止痛）。

小儿痟眼：判柞叶三十片，煎汁饮之（说明：燮按判柞叶治痟眼，效验虽显，无如采办不易，亦一憾事。盖判柞系番野植物，腊月时开花，初春结实如枸杞形，迨至初夏，实现红色，方行抽叶，一遇秋风，便即摇落矣）。

婴儿目赤紧闭：真熊胆三分，放入酒杯内，加新汲天水半盃，饭锅上蒸化，用新毫笔蘸敷眼胞，约八九次自能开睁。

（《中医杂志》1922年3月）

眼科验方两则

康惟恂

眼科验方：川连钱半，文蛤四钱，扫盆[①]四钱，蛇床子四钱，研细末，麻油调敷。

又方：川连末八分，大黄粉二钱，制松香三钱，东丹一钱，枯矾少许，研细和匀，麻油调敷。

（《中医杂志》1923年6月）

① 扫盆：为氯化亚汞。外治用于疥疮、顽癣、臁疮、梅毒、疮疡、湿疹；内服用于痰涎积滞、水肿臌胀、二便不利。

眼疾验方

赵苇庭[①]

治肺经实症白珠红方：黄芩三钱，淡竹叶三钱，连翘二钱，陈皮二钱，蝉衣二钱，花粉二钱，桑白皮二钱，薄荷钱半，车前钱半，水煮饭后服。

治忧郁之气上攻方：竹茹三钱，厚朴三钱，桑皮三钱，川贝三钱，苏子、薄荷、枳壳、车前各钱半，水煮，饭后服。此症每由渐而起，可以验之。

（《中医杂志》1926 年 6 月）

刺伤眼方(载《医学精要》)

卢朋著[②]转录

刘寄奴三钱，红花、生地、菊花、赤芍、苏木、丹皮、桔梗、生甘草各一钱，水煎服，有血加血竭末三分，另调，炒赤小豆七分。

按：黄耐庵得黄恒瑜秘传此方。恒瑜号昆山，诸科俱精，而眼科尤得三昧，此方凡刺伤眼、打伤眼或跌伤眼用此神效。余尝取治跌伤眼，白睛如血，服此一剂，其色复清白如常。

（《中医杂志》1926 年 9 月）

---

① 赵苇庭：民国时期医家，曾在《中医杂志》发表文章。

② 卢朋著(1876—1939)：广东新会人。出身书香门第，少读经史，入学为贡生。1912 年弃学从医，在广州惠爱路流水井开设卢仁术堂医馆，悬壶济世，愈人甚众，名噪一时。1924 年被聘为广东中医药专门学校教师，主编讲义有医学通论、医学常识、医学史、医学源流、方剂学、本草学、药物学、法医学等 8 种；另著有《四圣心源提要》等 4 种，由学校印刷所刊行。1925 年 5 月，参加在上海召开的全国中医院校统一教材编写会议，被推举为全国中医院校教材编委会委员。1931 年 3 月，又出席在南京召开的中央国医馆成立大会，被选为国医馆名誉理事。

外点眼药制炼法

陆益年[①]

珍珠：要药珠，不拘大小，用老水豆腐含煮十二小时，取出用冷开水洗净，阴干研末，退翳。生用退胬肉，先明火煮开，后用文武火。

琥珀：硇砂，麝香，冰片，以正地道为佳。

玛瑙：不拘红白色明亮者，以樤柴灰水明火煮开，后文武火煮十二小时。

珊瑚：用小黑磁缶瓦缸仔将珊瑚装入，外用钢铁线扎紧，加黄泥封固如包皮胥然，阴干，炭火煅十二小时，变为白色，其味带石碳酸为合宜。

推车虫：即牛粪虫，用口下两锯爪，日中晒酥研末。

白蚁蚂：蛀木虫，同将其黑嘴硬壳取下，用薄瓦两片夹盖于中，勿近火。另用瓦片烧红，箝放瓦片上，隔瓦炙之研末。

雄精：拣透明红如朱砂者，以有磁缶瓦片一块烧红，将雄精放上，以童便淋之，如法三炙，研末。

麻鹊屎：用人乳化开，阴干，研末。

人龙：由小孩胃寒口中吐出之蛔虫，用瓦一片，放热灰上炒酥研末，不可见明炭火。

老古细磁：愈老愈细者良，炭火烧红，用童便淬十次八次，碎裂如冰块式为合。

金刚钻宝石：要天然的。用灵草筋合乳可烂研末，最能破翳膜，所谓柔能克刚，此草每年夏至节，马鹿必食，立脱去老角，未食此草老角不脱，其草形如家庭中，鱼缸内假山上所种之麦冬草样，不分背面。

（《广东医药月报》1929 年 8 月）

---

① 陆益年：民国时期医家，曾在《广东医药月报》发表文章。

论目疾由于伏气化热之治法

张锡纯

目疾有实热之证，其热屡服凉药不解，其目疾亦因之久不愈者。大抵皆因伏气化热之后，而移热于目也。

丙寅季春，愚自沧至津，馆于珍簠胡道尹家。有门役之弟季汝峰，为纺纱厂学徒，病目久不愈：眼睑红肿，胬肉遮睛，觉目睛胀疼甚剧，又兼耳聋鼻塞，见闻俱废，跬步须人扶持。其脉洪长甚实，左右皆然。其心中甚觉发热，舌有白苔，中心已黄。其从前大便原燥，因屡服西药，大便日行一次。知系冬有伏寒，感春阳而化热，其热上攻，目与耳鼻，皆当其冲也。拟用大剂白虎汤以清阳明之热，更加白芍、龙胆草兼清少阳之热。病人谓厂中原有西医，不令服外人药，今因屡服其药不愈，偷来求治耳，改服丸散可乎？因不能在厂中煎服汤药也。愚曰：此易耳，吾有自制治眼妙药，送汝一包，服之眼可立愈。遂将预轧生石膏细末二两与之，嘱其分作六次服，日服三次，开水送下，服后又宜多喝开水，令微见汗方好。病人持药去后，隔三日复来，眼疾已愈十之八九，耳聋鼻塞皆愈，心中已不觉热，脉已和平。复与以生石膏细末两半，俾仍作六次服，将药服尽全愈。至与以生石膏细末而不明言者，恐其知之即不敢服也。后屡遇因伏气化热病目者，治以此方皆效。

（《杏林医学月报》1929年10月）

验方——小儿目闭

卢朋著

或出血，或肿涩，此慢脾风也。以猪胆汁涂甘草炙之研末乳调服之。

（《中医杂志》1927年8月）

验方——白睛胬肉

无　名

宕如鱼胞。状似浮鳔，世人咸用外点钩割。殊非正治。

（《中医杂志》1927 年 8 月）

验方——眼皮生瘤

佚　名

樱桃核，以水磨搽之，渐愈。

（《中医杂志》1927 年 8 月）

眼科经验录

黄非病[①]

眼胞赤肿：透明生白矾三钱，研细粉，鸡子清一杯，打极透，调敷患处，或敷眼皮周围，如干再搽，敷数次，痛即止，肿亦消。

火伤害眼：急命患者仰卧地上，令童子解小便于烫处，再以牛眠涎水点之自愈。

蛛丝入目：生白菜捣汁，滴入眼内即出。

石米入目：盐卤点眼即愈。［去疾按］石米恐是石灰之误，原稿如此，只得仍之。

鸡盲眼：猪肝不拘多少，蒸作肴，食至盲愈为度。

---

① 黄非病：民国时期医家，曾在《神州国医学报》发表文章。

时时流泪：鲫鱼胆七个，人乳一杯和匀，饭锅上蒸透，日点三次。五六日后即愈。

睛珠夜痛：荠菜根一两，煎汁温服，万试万验。

泥沙入目：大牛膝一条，约二寸长，本人自行嚼糊，吐出搓丸，塞于两眼角，泪如汤流，沙泥随出。

痘疹入目：小儿痘疹入目，用象牙箸，磨天水点之，或用黄鳝血蘸笔点之。

赤目痒痛：黄连五分，白矾二分，浸入人乳，上盖白纸，刺十余小孔，饭锅上蒸之，待冷，点痒处。

眼睑生癣：蕤仁子霜五钱，去壳打烂，菜油调敷患处即愈。

砂眼：木贼草一枝，擦瘰粒土，微出血，四五处即愈。

（《神州国医学报》1934 年 5 月）

验方——视物反常

无　名

一目中见物，见一若两，或为三，或棹椅等物平正者，视之反若歪斜，歪斜者，视之反若平正，或用补泻寒温各药皆不效，或服滚痰丸，亦不效。一医云：此胸膈有伏痰也，用酒煮常山五钱，参芦二钱，甘草一钱，生姜五片，水二碗煮八分，空心服，吐痰即愈。

（《中医杂志》1927 年 12 月）

疗眼一束（治诸眼疾效方）

浔溪渔人[①]

烂眼癣：白虱，甘石，白矾（猪胆汁拌），苦参，五谷虫，冰片，各等分，为

① 浔溪渔人：应为民国某医家笔名，具体不详，在《中医杂志》发表本篇文章。

末，用麻油调敷。

两目糊涂：用枸杞子嵌桂圆重二钱，每夜五更时食二枚，七日可愈。

湿烂作痒（俗呼奥蚤眼）：高粱酒四两，桂枝一钱浸之，天晴露一宿洗之。

风火眼：红枣二枚去核，入青盐，内用水半碗，饭上蒸之，频洗而全。

眼珠缩入：用老姜烧热，敷眉心上即出。

眼胞痰核推动不疼者：生南星和醋磨汁搽之，以软为度，内服化坚二陈丸。

眼珠暴出：淫羊藿、威灵仙各一钱，用水煎服。

眼漏：用柿饼肉捣烂涂之，旬日见效。

打伤目珠突出：即揉进取出猪肉一片，当归、赤石脂二味，为末，掺于肉上贴之。

小儿痘入眼起膜：将儿仰卧，一人用指与眼撑开，又二人执持黄鳝一头，离尾尖约四五寸，用剪剪断，其血滴入眼内，令儿仰卧片刻，每日两次，二十日白膜自然脱落矣。内服望月散。用真兔屎一两，炒米粉九两拌匀，饥则开水冲服。

视物倒置者：良由吐后府胆覆置，以藜芦、瓜蒂为粗末，用水煎之，平旦顿服，再探其吐，再吐则正矣。

（《中医杂志》1928 年冬 12 月）

治目中起星方

远　公[①]

白蒺藜三钱，水煎洗目，日四五次（惟宜初起即洗）。

按陆定国曰，余二次目中起星，皆用此获效，又一次用新橘子皮塞鼻中，

① 远公：大概指的是华佗。此“治目中起星方”应为《华佗神医秘传》中的“华佗治目中起星方”，此书为唐代孙思邈编集的华佗效方书，因此，本文作者“远公”应为投稿人用来代指华佗的称呼。

不半日即退。

（《现代医药月刊》1933年5月）

点眼翳方

朱国鉴[①]

青凡二钱，白芷二钱，川椒十八粒，川连二钱，明凡[②]二钱，胆凡[③]二钱，乌梅二钱。上药七味，以河水七钟，泉水七钟，煎七个时辰，滤去渣，退出火气，点之则云翳自渐退矣。

（《医界春秋》1933年6月）

合学理的眼病古方——羊肝的研究

叶橘泉

羊肝，即草食动物反刍类的家畜羊的肝脏。羊有数种，绵羊体较大而毛较长，体小而毛短的为山羊，色黑肉青的名羚羊；羊肝的功效，羚羊较胜。

苏恭曰：补肝，治肝风虚热，目暗，痛，热病后失明，并用子肝七枚，作生食神效，亦可切片，水浸贴之。

青羊肝，薄切水浸吞之，治肝虚目赤，病后失明极效，（《龙木论》）青羊肝一具，去上薄膜，切之，置于新瓦盆子未用者净拭之，内肝于中，炭火上炙令极燥，取别捣决明子半升，蓼子一合，熬令香，下筛三味合和，食后以饮汤冲服方寸七，渐加至三匕，不过二剂，能一岁复可夜读书（以上为《千金》补肝散，疗目失明，漠漠无所见方）。

---

① 朱国鉴：民国医家，曾在《医界春秋》发表文章。
② 凡：当作“矾”。
③ 凡：当作“矾”。

又疗肝气之眼视𥆧𥆧，面目青，眼中眵泪，不见光明。调肝散方，细辛、柏实各二两，蕤仁、甘草（炙）各一两，羊肝一具（去膜，炙干），上五味捣为散，以酒服方寸匕，甚良。

又黄牛肝散，疗青盲积年方。黄牛肝一具，土瓜根、羚羊角、蕤仁、细辛、车前子等，共合为散。孟诜《食疗本草》，用以治病目失明。《多能鄙事》用治不能远视；《传信方》用治青盲内障；《千金方》用治虚损劳瘦，目视𥆧𥆧；《外台秘要》用治雀目，至暮无所见；《医镜》以治翳膜羞明；《易简方》用以治鸡盲（即夜盲），与熟地捣为丸。

按以上诸条，古人所用羊肝，均为衰弱，及肝虚病后目疾的方剂，是从经验得来。本品之能治眼病补虚明目者，盖非以肝补肝，实系增加体内营养素，以补充其所缺乏的维他命 A，用以治因维他命 A 缺乏而诱起的目疾和衰弱，恰合最新的科学学理也。

维他命 A，在人体存留小量时须仰给于外物的供给，不能溶于水而能溶于脂肪，对于热力却不能十分侵害，普通烹饪不致失去百分之二十以上，惟对于氧化作用，颇易损失，尤其是臭氧（ozone），损害力特别强，本品有二个主要功用，一是助生长，二是制止结膜干燥症和角膜软化症的发生。

维他命 A 缺乏所唤起的疾患，并不限于眼病，全部的新陈代谢都有障碍的可能，唾腺及黏延[①]腺减少分泌，脺肝两藏起恶化，表皮发生角质化，及消化器和呼吸器的表面均发生普遍的变化。Frindlay 和 Mackenzic 并谓能发生血液的制造障碍，引起高度的贫血，其他尚有减低疾病抵抗力的可能。

自然界中的一切维他命 A，其来源均由绿色植物，特别是菠菜及莴苣最富，其同一植物的含量，依绿色的深浅为正比，动物的维他命均得自其食物，将其所有维他命 A 抽出存贮于肝内，以备日后的应用为抵抗疾病增加体力。

维他命 A，一切动物的肝内及脂肪内均含有，惟含量的多寡，依动物

① 延：当作“液”。

的食物而定，草食动物的牛和羊，史因食的绿色植物（青草等）最多，故含量最丰富，新鲜的羊肝和牛肝，对于缺维他命 A 而诱起的虚弱贫血，目疾青盲，角膜软化，结膜干燥，以及全身的营养不足，新陈代谢障碍，疾病抵抗力减退，均有特效，于是可知《千金》用治虚损劳瘦，孟诜用治病目失明，《眼科龙木论》用治肝虚目赤，病后失明，苏恭谓补肝，肝风虚热等，其论理虽不确实，而功效却从实验得来。试观《外台》深师治积年青盲，又用牛肝散，显见其有效的成分，全在于由绿色植物摄取的维他命 A 的作用哩，吾侪读古人书，诚不可轻视真理论的不足，而忽弃其精密实验深合科学的特效医方。

叶君于药物研究极精，著有《国药新词典》行将出版，此篇说羊肝具见新颖之发明，今后研究药物皆当仿，如此方法不当守旧，执味辛入足太阳，味苦入手少阳等说，古人说理不合科学而用药，治疗有奇效，盖皆从实验得来，君谓吾侪读古人书，诚不可轻视真理论的不足而忽弃其精密实验深合科学的特效医方，此言良是巨膺附识。

（《铁樵医学月刊》1934 年 5 月）

夜明砂、望月砂治目疾之特效

陈应期[①]

夜明砂之药，蝙蝠子之矢也。气味辛寒，入肝理血，主治目盲翳障。观蝙蝠之形状，鸟翼鼠身，翼有二羽，是为鸟也。身有四足，是为兽也。孔子云：鸟兽不可与同群，谓无伦类之分也。禹贡书有曰：导渭自鸟鼠同穴，东汇于沣，夫渭出壅之南谷山，有岩穴焉，足迹莫到，鸟飞集于是穴，鼠游亦临于是穴，会逢其适，了结夙缘，同住性驯，鸟不啄鼠，鼠不啮鸟，虽曰各于其

① 陈应期：民国时期岭南医家，曾参与创立“翁源中医研究社”（中医专门学校），并任社长，著有《医学实录》，为《杏林医学月报》《医林一谔》和《健康医报》的赞助人。曾在《杏林医药学报》《国医砥柱月刊》《医林一谔》等杂志上发表文章多篇。还曾因发表文章篇数多、质量好被广东《杏林医药学报》评为“核心作者”。

类，而不类而类，非类相从。鸟覆翼鼠，鼠喜交鸟，孕而生子，是为蝙蝠。蝙蝠之头颅身体，酷似鼠形，蝙蝠之胁腋张开，如同鸟翼，昼则目暗，栖宿岩中，夜则眼明，飞擒蚊食。而其矢结砂，砂皆蚊眼，蚊眼亦夜明也，所以矢名夜明砂。故婴孩之目疾，盲于黄昏，黄昏属酉时，酉本属鸡，酉时又为肾之主气，眼睛属肾，盲不见人，即谓之为鸡盲睛者。以鸡到黄昏，辄盲睛不见，而归栖于时，眼盲类此，亦到晚失明，治以夜明砂。取彼之明目，疗此目之明，所谓相反适以相成也。须看其两目，上眼之皮属脾，下眼之皮属胃，两皮叠动，摄摄不休，又无红肿痛痒，只见眼水浊而不清，中间眼毛并聚，是为疳积，致成鸡盲，可与四君子汤，与夜明砂，加雷丸均玉，以消其积，而去其盲。若果白云变红，兼有血筋，或血灌瞳仁，泪流不止，是为肝肺有热，当与地黄、丹、芍，与菊、贼、芩、连，以凉肝血，而清肺火，则鸡盲复明，历验不爽，方要变通，毋容执一。总之不可除去夜明砂一味，斯为得之。

望月砂，《药物本草》注杀虫明目，主治痘后眼盲，退却翳障，考厥由来，系兔畜之矢也。兔肝疗肝热，故能明目。兔肉还解毒，可稀痘疮。保寿堂有云：兔血丸，令小孩永不出痘，纵出亦稀。法以生兔刺血，取血和面粉，加雄黄五分，为丸如脂麻子大，初生之儿，用乳汁送下四五粒，服后遍身出红点，此其验也。况克子全身之精华，倾注于目，自堪比月，月犹如目，时而目与月对望，以光敌光，儿与月以争光，毫无目逃目闪之态。此先民有言，曰兔子望月，斯语也，自古及今，犹藉藉于人，口而传诵之弗衰，试为之深味焉。曰望，曰月，望者，看也，月者，光也，明言兔眼看月之光也。故事兔矢结砂，名称望月，备极形容，谓兔眼之光，一如望后之月，较为光明，适符咏月之诗句“月到中秋分外明也”。痘微眼盲，药用望月砂，取其目明，以治目之不明，尽可药到春回，明察秋毫矣。竟处方须加酙酌，若痘后眼盲，倘有红肿泪流，则是痘毒未净，热气上熏于目，而盲其睛，可与地黄、丹、芍，与望月砂，加菊、贼、芩、连，以解其毒，而凉其血。剧甚生膜，加犀角，龙蟾两蜕，以去其膜，痛甚加蒺藜，痒甚加薄荷，俱宜少许。如果目盲，而不红不肿，不痛不痒，不思饮食，则是痘后成疳，以致盲目，宜四君子汤，加望月砂，并雷丸、均玉、山楂、麦芽，以杀虫祛积，自然消食而目明，效如桴鼓，罄竹难书，诸如此类，当以月砂为要雾，幸弗弃之，乃为得法，验案殊多，难以赘录。

（《医林一谔》1934年10月）

天丝入目[①]神效

张秉一[②]

京墨[③]磨浓，新笔蘸涂目内；少时以手张开，其丝自成一块，用绵轻轻惹下即愈。予以此法医治多人，均获奇效。

（《光华医药杂志》1934年11月）

桑椹子膏治目疾之特效

疑 痴[④]

有目疾者应注意：

说起这样东西来，在乡下人的眼中，真算得一文不值，可是他的功用，却令人不可思议，我先且把已往得到的效力谈一谈。在三十多年前的时候，我的先叔，不知怎样的双目失明，就同睁眼瞎子一样。先父因他正在中年，着急得了不得，于是代他东也就医，西也就医，究竟没有得着些微的效力。有一天，巧呢，应了那"请先生不如遇郎中"的老话，刚刚碰着一位乡先生，传授了一个丹方，说是用桑椹子（即桑枣）取汁，文火煎熬，冰糖（须用文冰，机制的不可用）收膏，每日早晚以开水和服一二羹匙，那么黑暗之神，就可转入光明之路。先父闻言，时桑椹子正在成熟，遂代如法炮

① 天丝入目：又称飞丝入目，病证名。见《杂病·证治准绳》。又名天丝打眼。系指风飏游丝，偶然触入目中而作痛的病证。也即异物入睛。可见眼痛赤涩、肿胀难睁、泪热羞明、鼻流清涕等症。

② 张秉一：民国时期医家，曾在《光华医药杂志》《国医杂志》等期刊中发表文章多篇。

③ 京墨：别名乌金、陈玄、玄香，为松烟和入胶汁、香料等加工制成之墨。入药以陈久者为佳。

④ 疑痴：应为民国某医家笔名，在《神州国医学报》发表本篇文章。

制，熬一瓷缸，哪里晓得食未过半，竟恢复了他的光明，因此我就牢牢地记着，传授别人，得着这桑椹子膏效力的，也着实不少，这是已往的事实，恕不多谈。

我再把现近所得到的功效，说给诸君一听。我今年佣书于霞飞路紫阳书屋，东翁家内有一位小东，他在万竹小学校里读书，每当他归家的时候，总得看到他两只眼睛，使劲的“霎个不休”，我就怪他何必如此，他对我说，这是“沙眼”，我们学校里同病的很多。从前他的父亲，曾经代他请过西医用过手术治疗过的，并且还花了好多的钱，结果依旧是“霎个不休”，并未得到甚么效力。我就叫他试服桑椹子膏，看看功效何如。他颇肯俯首听命，但是我恐怕下乡去办，辗转需时，缓不济急，我又叫他到本弄对过的药铺内问问有无，他回去告诉我，有的，我因这样东西，价目很贱，就督促他购了数两，每日照服，果然服了此膏，不到半月，两只眼睛，霎也不霎。

最好笑的，他们学校里有位教员，平日眼睛，霎得也是很利害的，这一天猛然见到他一些儿不霎，很稀罕地问他道，你近来得的什么法子，把眼睛治好呢。他就据实以告，把那些同病相怜的同学们，一个个的听到了，羡慕得不可开交，于是各自回家购买照服。现在居然听到他们同学，都已脱离了“沙眼”状态，并且连那位教员，目患也同时痊可了。

（于景行村一号）廿四、六、卅、新闻报附刊

［去疾按］沙眼为西人所畏，其治法除烙铁刀刮以外，别无善法，吾国单方虽多，而实知其有效者殊少。今得此方，可以使患者脱离苦海，因喜而录之，愿得者遍为传播，如有治验，并请惠赐本报登载也。

［又按］桑叶、桑白皮，俱可煎水洗眼，方书中言之甚详，则桑椹之能治沙眼，亦意中事，惜一向无人得知耳。疑痴君今传此方，可谓好行其德者矣。

［又按］此方原题为谈桑椹子的功用，余为易今名，以期醒目，易于引人注意也。

（《神州国医学报》1935 年 7 月）

眼珠见风流泪之原因病理治法处方并中西应用有效之验方

陈伯涛[①]

眼珠见风流泪之病症，诚有之，并常见之。然其病名，则中西医籍内，却未之见闻也。意者，岂其脓漏性结膜炎欤？盖本症之原因，为淋疾或带下之传染而起，故又名淋病性结膜炎，或曰风眼，其症状约分三期，病理(所谓临床病理学)即概在内。第一期结膜侵润肥厚，硬固不易反转，乳头发赤肿胀，眼球结膜，潮红浮肿，角膜周围，堤状隆起，分泌黄色液体，怕风羞明，灼热疼痛，觉有异物。第二期，则乳头赘殖，呈天鹅绒状，分泌液更多，脓漏增加，每波及角膜而生溃疡或穿孔是以此期须特加注意。迄乎第三期，则潮红肿胀渐消，分泌液物亦减，遂乃变为液性矣。

考眼球泪腺之构造，在乎外眦之上，若唾液腺然，乃复管状腺也。泪液分泌，受泪腺神经，交感神经之支配而主宰之，泣时，欠伸时，情意感动时，俱能增加分泌，普通因受强光(日光电火)，或为异物，虫砂尘埃，鼻黏膜刺激，重烟雾入眼，亦然，此乃由于三叉神经起反射的兴奋，引及泪腺，促其分泌之工作紧张故。

或者曰，诚若是，则眼珠见风流泪，实一寻常事耳：曰，然也。曰，然则今子胡为将此症拟之于淋病结膜炎耶？曰，是有道焉，诚不可以不辨。夫强光异物、烟雾、刺激，不过仅一时而已，时过境迁，常态旧复，晏如也，何可与淋带病菌，侵袭盘踞，分泌毒素蚀损组织比耶！此吾之所以名此病为脓漏性结膜炎之第一最大根据所在点也，是耶？否耶？则非愚之敢知矣。

若论治法，则西医主张对此症，务须绝对安静摄生，整理便通，每半时即当以硼酸水洗眼一次，并用昇汞严重消毒，且以消毒棉花按覆健眼，俾防传染。至

① 陈伯涛：江苏人，出身中医世家，民国时期著名医家，江苏省名老中医。曾就学于南京中央国医馆国医特别研究班，并受教于名医刘仲迈先生门下，专攻伤寒，在医学界离有盛名，授业弟子逾百人。著有《仲景方与临床》等著作。

第二期后，则以硝酸银为特效药，处方若用昇汞水以洗眼，硝酸银，溜水，以点眼，过猛酸钾，溜水以消毒，水银软膏，莨宕膏，以治疼痛及强度羞光怕风症等……而国医之治疗方剂更多，兹录其灵效有验之数则于后，以供临证者之参考采用焉。

洗涂蘸抹用：

(1) 黄连三分，黄柏一钱，白矾一钱，铜青一钱，以上药用水煎浓，晴天露一夜，蘸抹眼睛，极效(《应验良方》)。

(2) 黄连少加明矾，人乳慢蒸，点角(《集效方》)。

(3) 土砂膏：土砂三分，石膏一分，片脑少许，上为末，新汲水入蜜调敷眼眦头尾及太阳穴。

(4) 黄连膏：黄连、片脑洗净锉碎，炖膏熬溶，再滤净，以少许点眼大眦内。

(5) 杏仁龙胆草泡散：龙胆草、当归尾、滑石末、赤芍药、杏仁(去皮尖)各一钱，上以白沸汤泡，顿蘸洗冷热任意不拘时候。

(6) 风眼下泪：用木耳一两，烧存性，木贼一两，为末，每服二钱，以清米泔水煎服(《惠济方》)。

内服用：

(1) 玄精石(火煅)、石决明各一两，蕤仁、黄连各二两，羊肝七个，用竹刀切晒为末，粟米饭丸梧桐子大，卧时茶服二十丸(《朱氏集验方》)。

(2) 当归饮子：滑石半两，当归、大黄、柴胡、人参、黄芩、甘草、芍药各一两，上锉细，每服三钱至五钱水一盏，生姜三片同煎七分，去渣温服。

(3) 疏风清肝汤：归尾、赤芍、防风、川芎、菊花、栀子、薄荷、柴胡、连翘、金银花、生甘草，上用灯心五十寸，水煎，食远服。他若荆防败毒散、如意金黄散、泻肝汤、六味丸等成方，皆可选用。

作者附识：

稿甫举，忽思及猩红热痧疹之后，亦多有眼珠见风流泪之症，然此乃各病贻后症状，不得另成立一病，虽亦由毒物(痧、疹、皮屑)传染而起，其轻重悬殊，治疗差别，实大不相同，是又乌可混言哉！鄙见如是，质之高明以为何如？

(《医学杂志》1935 年 8 月)

沙眼秘方

吴去疾[1]转录

沙眼之病，最不易治，西医遇此，视为大敌，其病之带有严重性也可知。本报第三卷第十一期，登有治沙眼一方，系由新闻报转载者，余曾以语友人某，其子适患是病，因如法制少许服之，似觉两眼睑开阖较前便利，后未再晤，不知其究竟如何。顷阅《文医半月刊》第一卷第十二期，载有治沙眼秘方，谓去岁俄国邀梅兰芳、胡蝶等赴俄时，一行人中，有少数患沙眼者，恐难前往，中委李石曾因出此方，于短时期内将各人之眼病治愈。江苏省政府陈主席言之，上海某杂志载之，近某单方集亦将此方载入，并登报大行宣传，想必有相当之价值，故为之发表，望试用者将成绩报告，以便研究云云。余近年累于俗务，无暇博览，所谓某杂志，某单方集，该刊既未言明，鄙人亦懒于推究，惟据该刊所载者录之，俾其方广传于世，亦深望试用者之有所报告也。原方如下：

用东丹[2]和鲤鱼胆汁，调成眼药，涂于眼上，即可（有人谓患沙眼者，不可食茄子，食则复发，理不可解，容当考之）。

（《神州国医学报》1936 年 9 月）

赤眼验方

吴去疾

先公又有一方，治赤眼奇效。先公壮岁从军，忽患赤眼，红肿痛甚，两眼不能视物，同事某传一方，所费不过数文，试之果验，不两日愈矣。先公嗣后

---

① 吴去疾：民国时期医家，曾为《神州国医学报》编辑，并在《神州国医学报》发表文章多篇。

② 东丹：为用铅加工制成的四氧化三铅。主治痈疽、溃疡、金疮出血、口疮、目翳、汤火灼伤、惊痫癫狂、疟疾、痢疾、吐逆反胃。

屡用以治人，无弗效者，惟用方者须依法制用，不可以意变更，违则不验，预先声明于此，勿谓去疾居士打诳语也。方用红枣数枚（五六枚左右），去核，加白矾于内，用铁签插住，轮流放清油灯上烧枯，存性，煤炭火不可用，另用黄连少许，水适量，同放饭锅内蒸熟，去渣，取水点眼，红肿即消而愈。制此方者，有须注意之一点，即枣、矾必须同放灯上烧过，而后可用，否则不效。先公以此方传人时，有人自作聪明，谓不必多此一举，即以各药同蒸用之，毫无效验，仍遵用原法而愈，可知古方炮制，各有妙用，非确有所见，不可妄自加减也。又方中之黄连一味，前数十年，物价甚廉，只须二三文，即可购而应用，今则不能矣，念之慨然。

（《神州国医学报》1936 年 11 月）

迎风流泪方

前　人

原因：眼球之上，本有纤维之泪腺，如胆囊之于肝叶，时时分泌其胆汁，以濡润肝藏，若泪腺亦常分泌一种液体，以润泽眼球之全部，如泪流太多，则水晶体与玻璃液，日渐干枯，久则有目盲之患矣。致迎风流泪者，此风邪之中于头面，连及目系也。目系达目包全部之神经系，风久必化，发生炎症，泪腺破烂，一得外风相迎，风热愈炽，故愈劫铄，外愈溢出也。

症状：本症之轻者，见风则流，重者即无风亦泪如雨洒，点滴不干，目无已时，即逢人喜庆，亦常掩巾若泣，实为悲观。若久不医治，精枯液竭，必有失明之患矣。

治法：以复目汤加减治之。消息服之最佳，外用野菊花根煎水频频洗涤自愈，或用卜荷锭子擦外结膜处亦可。

处方：全当归三钱，生赤芍钱半，地黄三钱（肝火重者用生地，肾水亏者用熟地），子黄芩钱半，苏薄荷一钱，甘菊花二钱，川芎七分，炙甘草五分，共水煎临卧服（复目汤方）。

一、临床加减法

（1）久流体虚者，加人参钱半。

（2）痛痒难忍者，加蝉蜕钱、防风钱半。

（3）眼睑肿大者，加羌活钱、木通钱半。

（4）疼痛如刺者，加黄连钱（酒炒）、川连钱半。

（5）眼球夜痛者，加夏枯草钱半、制香附钱半。

（6）眼球上现赤线者，加密蒙花钱半。

（7）眼白上现红色不退者，加桑白皮二钱半。

（8）两瞳痛甚者，去川芎，加知母二钱、黄叶二钱、泽泻钱半、滑石一钱。

（9）虚汗冷泪者，加何首乌三钱（鲜者经）、黄耆钱半。

（10）翳膜内障者，加石决明二钱，白蒺藜钱半，木贼一钱，青葙子半钱。

二、预防法

（1）睡醒时要多擦眼，使泪腺被塞，外风难入。

（2）出汗时勿当风而卧。

（3）勿迎风而泣，“凡人泣时，泪腺开张，一遇外风则乘虚而入，故此病妇人属多”。

敝人用此方治愈数人，不敢自秘只请贵会高明诸师研。

（《医学杂志》1936 年 12 月）

点眼效验方

孙鸣第

同胞均为称赞之新发明——济生点眼特效药水！

此药以国产之珍贵药材加以制造而成，屡试屡验，最有价值，切合实用，数十年来，无不对症，应手取效，凡经用者之同胞异口同声，无不云超驾西医西药之上，称为眼科第一，兹与杨君医亚社长，神交至好，特将秘方公布，以兹提倡，而便发扬光大，要知救济同胞目疾，是敝医应尽之义务，原方列出，幸垂察焉。

主治：火眼，翳膜侵睛，眵眼，流行时眼，结膜充血，赤线，突睛，花眼，疲眼，沙眼，泪目，风痒，伤害，胞肿，眼癣，眼疮，眉毛倒睫，虫眼，烂目。

以上各症均可发生效力，但点此药，宜闭目少许，以溶化药完为度，常点可以全愈。

配造：真雄胆一个（细研），麝香一钱（细研），牛黄一钱（细研），正梅片二钱（细研），月石三钱（细研），猪羊鲜胆汁各一个，百荷冰精少许，寒水石钱半细末，明白矾五分（研），人奶汁一两，蒸馏水化开澄清点之奇效，孙氏家传此方。

特色：观以上药品之珍贵，入眼即化，不似某驰名之眼药，混合甘石，误害同胞妄瞽之目不胜枚举矣，不仅用此药可以除眵，去火，且效能培光养眼，除疲节劳，止泪镇疼，明目安神，凡眼病应有之诸症作用，小无不入，大无不通，故效力伟大，诚国民必用良好之眼科国药也，故特介绍。

（《国医砥柱月刊》1937 年 1 月）

济生眼科固本明目丸

孙鸣第

目乃五脏六腑之精华，百骸九窍之至宝，朗视四方其清如水，其洁若镜，内通于肝胆，外达于睛瞳，敝医细心研究，察明目之根原，最新发明一种，此丸主治目疾，药有培养肾水之功，疏和肝木之效，清心安神，益水生光，虽远年失明可疗治近日昏花即去，药味平和，功效神速，迎风流泪，见日羞明，赤线血筋，倒睫拳毛，肾水过亏，肝火太盛，双目失明，或见空中如云，或视太阳若火，目睹黑花赤乱飞星，有时冷泪流于面上，飞蝇相趋于睛前，冷翳遮睛，内障瞳散，两目不明，昏盲无见，一切目疾，效力昭著。此药原料，粹纯挑选国产药材，提出药之精华，加工精研，炮制得法，与众不同，不分青年男女长幼，皆可服用，可以防患于未然，固本而明目，增加目力，补充脑筋，较胜于西来药品，久服可夜写蝇头小字，看小字书，永不花眼，功难尽述。鸣第发明此药，颇费苦心，今已告成，用以济世，业经试验多人，深知此药之妙，各界诸君，请尝试之。原方列上，幸希垂察。

川黄连两半，杏仁二两（炒），苁蓉四两，杜仲四两，川牛膝二两，枸杞二两，菟丝子二两，当归两半，家菊花半斤，防风一两，犀角一两，生地干半斤，盐知母四两，黄柏四两，茯神代木二两，贡朱砂二两半（水飞），活磁石二两（细末以醋浸煅之能吸铁者乃真），元参四两，石斛二两，川贝母四两，山药二两，寸冬四两，天冬六两，五味半两，羚羊半两，川芎两，神曲两，青葙子四两，蒺藜二两，皮草一两半，决明子半斤，雄黑豆半斤，黑芝麻四两，霜桑叶二两，猪肝一具（去筋膜备用）。以上药凑齐，置于锅中，以冷水没过，慢火煎熬，取出精汁，去其药渣，再熬为膏，另加入一原料之生研细末于内共同练和为丸，加入蜂蜜少许，亦可如吉豆大小，有生有熟，调和阴阳之理，用时轻者一钱，重者二钱，或三钱，小儿五分至一钱，白水送下，妊妇不忌，室女尤宜，诚眼科之至宝也。

（《医学杂志》1937 年 6 月）

效方——三黄眼药

本　刊

主治红眼烂目，最有效验，无论大小，男女老少，均可除根，而且简单，省钱。

（《国医砥柱月刊》1938 年 10 月）

济生眼科胬肉攀睛经验良方

孙鸣第

症状：白睛壅起，胬肉攀睛。

原因：脾胃湿热，上乘于目。

疗法：纯用中药，当以泻脾凉血，利湿清火。方剂调活，盖病贵探本推原，若只以病状而施手术，则遗害最烈，眼病尤甚，如一般西医者流，一过眼症，专以症状而动刀圭，舍本齐末，非特不克奏效，往往以此失明，痛苦终身，数见不鲜，殊堪痛悯，而世人竟有巧变言辞，谓非西医施手术不为文明，不为进化，虽盲而无怨，乃吾人生长中国，反排斥中医，赞扬西医，为虎作伥，增加外人之投机，内欺于心，外欺于人，丧心病狂，莫此为甚，稽古证今，眼科虽有施以刀圭治疗者，然多江外游医，或有用之亦不过以之谋利，并非学有根底，故往往被彼等所害，读古人书知古人之心，自然著手成春，善善从长，不善而改之，方可进步，兹将最近敝人治疗胬肉攀睛经验药方列后，是否有当，以供同志诸公，高明研究。

处方：元参二钱，生地四钱（炒），大黄二钱，赤芍二钱，丹皮一钱，栀子三钱（炒），菊花二钱，枳壳一钱（炒），陈皮一钱，桑皮三钱（蜜炒），条芩三钱（炒），黄柏二钱，石膏二钱（生），青皮二钱，龙胆草一钱，水煎温服一二剂，见效后即照此方为末，炼蜜为丸，每服二钱，白水送下，轻者一料，重者二料，即愈，强人酌加，弱人酌减。今春经效数十人，从无一误。此症最不适用外点甘石之类眼药，可用济生洗胬肉效方，兼外点济生眼药水尤妙，方见本刊创刊号。

济生洗胬肉效方：黄芩三钱，黄柏三钱，黄连一钱末，双花二钱，夏草枯三钱，水煎洗，另研麝香少许、冰片一分（研细）熏洗之。

（《国医砥柱月刊》1938 年 10 月）

迎风流泪眼之单方

尤学周[①]

余非眼科专家，仅有时偶一研究，所得不广，所学亦不精，原无发表之价值；惟此种病症，患者之生活方面，所受影响甚少，不甚加以注意，医家亦少论及，因疏忽而不在意，每迁延致误，故以所知之单方披露。

---

① 尤学周：民国时期医家，擅长小儿科。曾任《康健报》编辑。编著《儿科常识》等，并在《新中医刊》《医林一谔》等杂志中发表文章多篇。

迎风流泪者，见风眼泪即滚滚而下，如珠串断线之不绝也，此等现状，凡赤眼、烂眼弦、白眼痛等皆有之。亦有不患上述诸症，冲风即下泪者。《眼科龙木》云："此眼初患之时，盖因毒风入眼，遂乃泪出，拭即还生。冬月即多，夏月即少；后三五年，不分冬夏，皆有泪出。次便令眼目转加昏暗，难辨物色。"眼科各书，对于目疾，大多责之于风，故兹症亦云"毒风入眼"。

古医籍之所谓风，大多指神经之一种反应而言，如：风痹，肝风，惊风，及中风之中脏中腑，中经络诸症，莫不关系于神经。泪之作用，原为濡润眼球，分泌量甚少，如因烟雾刺激，或因情意之感动，分泌量遽增。此泌液由小泪管而屯积于泪管，此时泪管不克容纳，遂溢出于外，泪液分泌之多少，以刺激之大小而异，于此可证与神经有关。所谓风者，神经受刺激而应响及于泪液分泌之一种作用也。

桑叶一味，煎汤熏洗，为本症最有效之单方。《集简方》谓"腊月不落桑叶，煎汤日日温洗，可治风服下泪，或入芒硝亦可"。芒硝咸寒，乃取《内经》"风淫于内，治以咸寒"之意，用亦可，不用亦可，盖其主力，不在芒硝，而在桑叶也。

桑叶有凉血、去风、明目等功效。去风凉血，乃减杀血管之充血，渐次消灭其发炎状态，使神经不起过度之兴奋。盖神经之兴奋，与血管之充血，互相连络，神经奋兴，固能使血管充血，而血管充血，亦能催起神经之奋兴也。据《普济方》所载：昔武胜将军宋仲孚患目疾，用新研青桑叶焙干，逐月按日就地上烧，存性，每以一合于磁器内煎，减二分倾出，澄清，温热，洗目。初，目不能视，用此法二年，目明如故。其明目之功，有如此者！

（《新中医刊》1939 年 8 月）

惠目眼药膏

本　刊

维他命为身体内不可缺乏之要素，是世人所共知，经各国医药之研究甲种维他命除为营养滋补剂外，更可治疗各种皮肤疾患，如鱼肝油膏制剂已成为医疗界日常外用之药物，但对于由甲种维他命缺乏所起之眼疾患，一方内服甲种维他命更兼用甲种维他命软膏外治，则奏效益为显著，可得事半功倍之效果。

本品即用凡士林为基础，配以百分之五甲种维他命及千分之二黄色素，精密制成之淡黄色油膏，为治疗眼疾患之唯一良药。

主治：角膜干燥症，角膜软化症，结膜干燥症，夜盲症，角膜泡[①]疹，角膜溃疡，沙眼性点状角膜炎。

用法：用点眼棒蘸取若干点入眼内，闭眼在眼睑上轻轻按摩约一分钟，每日二三回。

包装：每管五公分、十公分，每听一百公分。

（《国药新声》1940 年 5 月）

消发灭定对于沙眼有伟效

姜春华[②]

一、消发灭定对于沙眼有伟效

1937 年 Heinemann 氏在南洋群岛用消发灭定剂治疗砂眼，据云效果极佳，堪与六〇六吐根素比美。自 1938 年 Fred Loe 氏发表用消发灭定剂治沙眼之成绩报告后，各国医药界相继试用，各有成绩发表于医药杂志。我国周诚浒、何章岑两医师试用报告之结论云：① 消发灭定对于沙眼之自觉症状，如羞明泪溢分泌等，确能迅即奏效。② 此药对于颗粒性沙眼似无效果，惟对于轻微之乳头性及瘢痕性沙眼，此药确具特殊功效。③ 服此药而愈者

① 泡：当作“疱”。

② 姜春华（1908—1992）：江苏南通人，自幼从父青云公习医，18 岁到沪悬壶，复从陆渊雷先生游，20 世纪 30 年代即蜚声医林，曾执教于上海中医专科学校、上海复兴中医专科学校、新中国医学院等，还受聘为《华西医药》《北京中医杂志》《广东医药旬刊》《国医砥柱》等杂志的特约编辑。20 世纪 60 年代初即提出“辨病与辨证相结合”的主张，治学勤奋，勇于探索，曾提出“截断扭转”独创性的临床治疗观点，为中医和中西医结合事业做出了宝贵的贡献。

未见复发。④ 此药服法，最好减少分量及延长服药期，如体重 120 磅者，每日给以 1.2 克，分四次服，连服二周，停一星期后，再续服二周，如此可免去中毒现象，同时又可使血中有长时期之药力保存。据刘以祥医师报告云：著者就 60 人之重证砂眼患者，试用消发灭定治疗所得结果，服药一星期分泌及充血即减少，二星期以后结膜方面最显明之变化，即乳头之渐次消失，结膜由肥厚变成透明而菲薄是也。至于颗粒，有数例虽然变为扁平缩小，然未见完全消失，故仍用颗粒压出法以除去之云。余往日治沙眼，用《眼科大全》中之方剂，其中均有铜绿、明矾等，旋以其手续烦而效力微，乃改用西药铜绿制剂之特乐固明，惟其效用亦不显著，思用奎宁油剂，惟据试用之医师报告，亦须年余始能奏效。虑普通患者无此耐性，复见我国医药杂志有用消发灭定治沙眼之报告，余亦以之试用于病者，多数轻症患者服药仅二三日，溢泪、分泌、眼涩等症状即全除。有一急性沙眼患者，自觉眼中有异物，启视之，则上眼睑中有二大颗粒，嘱服消发灭定，连服二日，症状即全除，嗣用于妇人小儿多人，均见症状轻快，并无不良现象。惟此药有心脏病者不宜服，贫血、结核、肝肾病及羸弱者，用时宜加慎重。又服此药后，不可饮酒及用下剂。

二、沙眼之诊断困难

周诚浒医师云：沙眼之诊断极易混淆，沙眼亦颗粒性结膜炎，因其诊断以结膜泸胞[①]而定也。然在吾国眼病之有泸泡者未必即为沙眼，反之，无泸泡者亦不能认为沙眼已愈，对于确实诊断，即有经验之专家亦感困难云。中医对于沙眼之诊断，向不注意，仅知风眼泪下即用风眼泪下之药，倒睫拳毛即用倒睫拳毛之药，迎风烂弦即用迎风烂弦之药，随症用药，无所谓沙眼，亦无所谓沙眼专药也。

三、消发灭定治急慢性淋病及淋菌性结膜炎均有伟效

中医对于淋病初起，只有清利一法（慢性间有例外）。所用药品，不出萹

① 胞：据后文疑作“泡”。

蓄、瞿麦、茯苓、泽泻、萆薢、通草、滑石等物，此等药物，固可使排尿增多，以去除尿道内之分泌物而减轻病者痛苦，然对于淋菌无扑灭之功。西医治淋之药，汗牛充栋，大别可分三种，即内服、外用、注射是也，较之中医专恃内服利尿实为优胜。西药内服品中，素为医家所惯用者，只白檀油制剂，此类药剂虽有防腐利尿、减少分泌、抑制发炎、镇静黏膜之功用，但无杀菌之力，捣毁病灶之功。至于黄色素，治淋之功固优胜于白檀油制剂，但尚不能渗透尿道深部组织，如黏膜之皱襞与腺之深部，而杀尽潜伏于深部之淋菌，是为憾事。自消发灭定出世以后，医界先后用于淋病，均有满意之报告，余往治淋病用中药之利尿消炎剂，殊无卓效，自改用消发灭定于多数淋病患者，其成绩多能满意，而五六载之慢性淋病数人，连服两周，亦见轻快，据医药杂志之报告，对于淋菌性结膜炎（即暴赤肿化脓眼），用之亦有奇效，惟余未遇此病，未曾试用。

（《国医导报》1940 年 9 月）

附录　本书选用刊物一览

《医学杂志》

《绍兴医药学报》

《绍兴医药学报星期增刊》

《中西医学报》

《神州医药学报》

《神州国医学报》

《奉天医学杂志》

《国医杂志》

《文医半月刊》

《针灸杂志》

《国药新声》

《中医杂志》

《广东医药月刊》

《广东医药月报》

《中医指导录》

《医界春秋》

《光华医药杂志》

《国医砥柱月刊》

《中国医药月刊》

《沈阳医学杂志》

《国医正言》

《中医新生命》

《中医世界》

《中西医药》

《国医导报》

《中国医学月刊》

《华西医药杂志》

《医史杂志》

《杏林医学月报》

《医林一谔》

《新中医刊》

《复兴中医》

《现代医药月刊》

《铁樵医学月刊》